KETOGE ERNÄHRUNG

Das Diät Kochbuch Mit Schnellen Und Einfachen Ketogenen Rezepten

(Schnell Abnehmen Mit Der Keto-diät)

Christian Hueber

Published by Knowledge Icon

Ketogene Ernährung: Das Diät Kochbuch Mit Schnellen Und Einfachen Ketogenen Rezepten (Schnell Abnehmen Mit Der Keto-diät)

ISBN 978-1-990084-88-1

Legal & Disclaimer

The information contained in this book is not designed to replace or take the place of any form of medicine or professional medical advice. The information in this book has been provided for educational and entertainment purposes only.

The information contained in this book has been compiled from sources deemed reliable, and it is accurate to the best of the Author's knowledge; however, the Author cannot guarantee its accuracy and validity and cannot be held liable for any errors or omissions. Changes are periodically made to this book. You must consult your doctor or get professional medical advice before using any of the suggested remedies, techniques, or information in this book.

Upon using the information contained in this book, you agree to hold harmless the Author from and against any damages, costs, and expenses, including any legal fees potentially resulting from the application of any of the information provided by this guide. This disclaimer applies to any damages or injury caused by the use and application, whether directly or indirectly, of any

Table of Contents

Wie kommt der Körper mit dem Verzicht auf Kohlenhydrate zurecht?

Ist der Körper erst einmal an die ketogene Ernährung gewöhnt, stellt die neue Ernährungsweise kein Problem mehr da. Die Umstellung kann Ihnen aber in den ersten Tagen recht schwerfallen. Das liegt vor allem daran, dass Sie es gewohnt sind, die benötigte Energie aus aufgenommen Kohlenhydraten zu gewinnen. Die Umsetzung der Kohlenhydrate und des Blutzuckers in Energie geht recht schnell, sodass bei einer vorhandenen Energiequelle Gehirn und Organe immer gut versorgt sind. Das ist auch wichtig: Allein das Gehirn verbraucht täglich etwa 140 g Traubenzucker.

Da bei der ketogenen Ernährung kaum bis gar keine Kohlenhydrate über die Nahrung aufgenommen werden, sucht sich der Körper alternative Energiequellen. Ist nach einigen Tagen der Glykogenspeicher in den Muskeln komplett entleert, beginnt die Stoffwechselumstellung. Ab jetzt werden vorhandene Fette in Ketonkörper aufgespalten, die ab sofort als Energiequellen fungieren und die nötigen Funktionen des Körpers aufrechterhalten. Sie befinden sich nun im Zustand der Ketose. Der Weg dorthin ist allerdings nicht immer leicht. Da der Körper zunächst davon ausgeht, dass ihm nicht ausreichend Energie zur Verfügung steht und er diesen Verzicht nicht gewohnt ist, kommt es in den ersten Tagen der ketogenen Ernährung teilweise zu Nebenwirkungen wie Stimmungsschwankungen, Müdigkeit oder Kopfschmerzen.

Was ist die Ketose?

Für die lebenswichtigen Funktionen des Körpers sind, anders als viele denken, Kohlenhydrate nicht zwingend erforderlich. Diese falsche Annahme rührt daher, dass wir in der heutigen Zeit nicht darüber nachdenken, was wir zu uns nehmen und das auch gar nicht nötig haben. Früher war das natürlich anders – da war der menschliche Körper eine solche übermäßige Aufnahme von Energie überhaupt nicht gewohnt und konnte gut damit umgehen, weniger zur Verfügung zu haben. Doch vor allem unser Gehirn braucht Zucker, um richtig zu arbeiten und ist nicht in der Lage, die notwendige Energie rein aus Fetten oder Proteinen zu gewinnen. Es muss also eine Alternative her!

Wenn der menschliche Körper eines Erwachsenen über einen längeren Zeitraum täglich nicht mehr als 50 Gramm Kohlenhydrate zugeführt kriegt, greift er auf altbekannte Muster der Evolution zurück: Er verfällt in den Zustand der Ketose. In diesem Zustand werden die Fette, die als Alternative zu Kohlenhydraten reichlich in der Ernährung enthalten sind, als Energiequellen benutzt und in der Leber umgewandelt. Es entstehen die sogenannten Ketonkörper, mit deren Hilfe die durch die fehlenden Kohlenhydrate entstehenden Defizite ausgeglichen werden können. Bei der Ketose handelt es sich also um einen Stoffwechselzustand, der eintritt, wenn zu wenig Kohlenhydrate aber ausreichend Fette im Körper vorhanden sind. Die Ketose definiert sich durch eine erhöhte Menge an Ketonkörpern, die im Blut enthalten sind. Der noch offene Bedarf an Zucker im Gehirn kann durch die Umwandlung von Nahrungseiweißen gedeckt werden. So kommt der Körper während der Ketose auch ohne oder mit nur einem sehr geringen Anteil Kohlenhydrate in der Ernährung zurecht.

Die Bildung von Ketonkörpern ist also das Zeichen dafür, dass sich Ihr Körper in der Ketose befindet. Diese Moleküle werden in der Leber aus den Fettsäuren umgewandelt und stellen eine Alternative zur fehlenden Energiequelle der Kohlenhydrate dar. Anhand der Konzentration von Ketonkörpern in Ihrem Blut können Sie also feststellen, ob sich Ihr Körper im Stoffwechselzustand der Ketose befindet. Ab einer Ketonkörper Konzentration von 0,2-0,5 mmol/l im Blut spricht man von einer leichten Ketose, während der Zustand einer dauerhaften und besonders effektiven Ketose durch ketogene Ernährung oder Fasten bei 3,0-6,0 mmol/l liegt.

Die Ketose selbst erkennen – so geht`s

Ob Sie sich in der Ketose befinden, werden Sie vor allem zu Beginn recht schnell feststellen. Da ihr Körper die stark verringerte Energiezuführung über die Kohlenhydrate nicht gewohnt ist, wird er mit Symptomen wie Müdigkeit, Konzentrationsstörungen, Stimmungsschwankungen und Verdauungsproblemen reagieren. Außerdem ist im Zustand der Ketose ein Mundgeruch bemerkbar, da Aceton ausgeatmet wird. Aceton ist ein Ketonkörper, der in der Ketose gebildet und über die Atemluft abgebaut wird.

Da sich während der Ketose die Blutwerte verändern, kann über eine Messung festgestellt werden, ob Sie sich bereits in der Ketose befinden. Eine Messung ist auch über den Urin möglich. Entsprechende Teststreifen erhalten Sie in der Apotheke. Neben den objektiven Messmethoden gibt es aber auch einige Möglichkeiten, subjektiv festzustellen, ob die Ketose eingetreten ist. Da Sie Ihren Körper selbst am besten kennen, reichen diese Möglichkeiten häufig schon aus. Wir wollen Sie daher an dieser Stelle ebenfalls kurz vorstellen:

- Verringertes oder ausbleibendes Hungergefühl: Durch die Umstellung der Ernährung auf Fette und

Ballaststoffe und die damit verbundene Veränderung des Stoffwechsels verspüren Sie im Zustand der Ketose deutlich weniger Hunger als vorher

- Verbesserte Erholung: Da sich der Körper im Schlaf im Zustand der Ketose besser regenerieren und erholen kann, fühlen Sie sich am Morgen ausgeschlafener und fitter. Sie starten mit voller Motivation in den Tag.
- Höhere Konzentrationsfähigkeit: Im Zustand der Ketose sind viele Menschen in der Lage, sich auf eine Aufgabe gezielter zu fokussieren und einen Tunnelblick zu entwickeln, der Ablenkungen ausschließt.
- Die Leber arbeitet aktiv: Einige Anwender der ketogenen Ernährung berichten davon, dass sie die Arbeit der Leber spüren können. Diese befindet sich oberhalb des Bauchnabels und arbeitet während der Ketose aufgrund der Ketonkörperbildung auf Hochtouren. Das können Sie eventuell durch eine erhöhte Wärmebildung oder Aktivitätswahrnehmung im entsprechenden Körperbereich spüren.
- Mehr Leistungsfähigkeit: Fett als bevorzugter Energieträger beim Sport ist in der Ketose ausreichend vorhanden und versorgt die Muskeln mit der benötigten Energie. Die gesteigerte Ausdauer und Leistungsfähigkeit während der Ketose ist daher eine logische Schlussfolgerung.

Fitness

Gleich zwei Studien mit Mäusen unter ketogener Ernährung ergaben, dass sie sowohl körperlich leistungsfähiger wurden, als auch eine längere Lebenserwartung erreichten. Inwiefern sich das auf den Menschen übertragen lässt, wurde noch nicht ausreichend erforscht, jedoch konnte man schon einige Leistungssteigerungen bei Menschen feststellen.

Die Leistungsfähigkeit steigt nicht nur in mentaler Hinsicht, sondern auch in körperlicher. Denn alles, was wir tun und was unser Körper tut wird letztendlich vom Gehirn aus gesteuert. So wirkt sich der Energie – Boost auch auf die körperliche Fitness aus. Wer mehr Energie hat, kann auch mehr aushalten und hat somit mehr Ausdauer - Fähigkeit. Das ist logisch. Allerdings muss man erst einmal in den Zustand der Ketose kommen. Der Weg dorthin kann auch mit Schwierigkeiten verbunden sein. Ist man jedoch darüber hinweg und in der Ketose angelangt, macht sich in der Regel ein Gefühl von mehr Power breit. Und natürlich wird die körperliche Fitness automatisch, durch die allgemein wohltuende bzw. gesunde Wirkung der Ketose, gesteigert oder zumindest stabilisiert.

Gewichtsabnahme

Hat der Körper einmal den Punkt erreicht, an dem er beginnt, sich von selbst primär auf die Verbrennung von Fett und die Nutzung dessen Energie zu konzentrieren, ist in der Regel ein Gewichtsverlust logische Konsequenz. Aus Körperfett gebildete Ketonkörper werden nämlich verbraucht oder über Nieren und Blase ausgeschieden. Einlagerung ist in der Regel nicht angesagt.

Gesteigerte mentale Leistungsfähigkeit

Durch die Ketose und die damit einhergehende Versorgung des Gehirns mit Ketonkörpern steht unserem „Oberstübchen" mehr Energie zur Verfügung. Dadurch können wir uns besser und länger konzentrieren.

Sättigung

Der Zustand der Ketose bringt unter anderen auch die Hemmung des Hungerhormons „Ghrelin" hervor. Dieses Hormon wird von Magen und Darm ausgeschüttet, sobald registriert wird, dass länger keine (sättigende) Nahrung mehr aufgenommen wurde. Und dann grummelt der Magen. Wenn Sie der Forderung nachkommen und essen, geht der Ghrelin – Spiegel natürlich wieder zurück. Wie schnell es wiederkommt, liegt an Ihnen und Ihrer Nahrungswahl. Essen Sie Sättigendes, können Sie das Hormon länger fernhalten. Als würden Sie etwas schnell Verdauliches zu sich nehmen.

Calico Rührei

Zutaten:

8 Eiern
¼ Tasse gehackte Zwiebel
½ Tasse gehackte grüne Paprika
½ Tasse gehackte frische Tomaten
1 El butter
¼ Teelöffel Dillunkraut
¼ TL Pfeffer
¼ Teelöffel Salz

Anfahrt:

(1) in einer Antihaft-Pfanne, anbraten Zwiebel und Paprika in Butter. Vom Herd nehmen und beiseite stellen.
(2) in einer Schüssel, die Eier und das Dillunkraut, Pfeffer und Salz dazugeben. In die Pfanne gießen. Rühren Sie bei mittlerer Hitze. Sobald die Eizellen fast eingestellt werden, fügen Sie die Pfeffer Mischung zusammen mit den frischen Tomaten hinzu. Kochen, bis die Eizellen komplett eingestellt werden.

Thunfischpizza

Zutaten:

80g Käse, gerieben

1 1/2 Dosen Thunfisch, eigener Saft

3 Eier

Salz, Pfeffer, Oregano, Paprikagewürz

Die Eier in einer Schüssel mit den Gewürzen gut verquirlen. DenThunfisch gut abtropfen lassen und zusammen mit dem Käse und der Eimasse in einer Schüssel durchkneten.

Danach auf einem Backblech kreisförmig auslegen, der Boden sollte ca. einen halben Zentimeter dick sein.

Den Backofen bei 180° vorheizen und die Pizza ca. 15 Minuten backen. Danach die Pizza kurz rausnehmen und nach Belieben belegen, z.B. mit Tomatenmark bestreichen und mit Mozzarella und Gewürzen bestreuen.

Die Pizza anschließend wieder in den Ofen geben, und für weitere 20 Minuten backen.

Dienstag - Mittagessen

Zutaten für Keto Caprese-Omelett

3 Eier

Salz und Pfeffer

½ EL frisches Basilikum oder getrocknetes Basilikum

40 g geschnittene Kirschtomaten oder in Scheiben geschnittene Tomaten

75 g frischer Mozzarella-Käse

1 EL Olivenöl

Zubereitung

1.   Eier in eine Rührschüssel aufschlagen und mit Salz und Pfeffer nach Belieben würzen. Mit einer Gabel gut verquirlen. Basilikum dazugeben und umrühren.
2.   Schneiden Sie die Tomaten in Hälften oder in Scheiben. Den Käse würfeln oder in Scheiben schneiden.
3.   Öl in einer großen Pfanne erhitzen. Braten Sie die Tomaten für ein paar Minuten.
4.   Den Eier Teig auf die Tomaten geben. Warten Sie, bis der Teig leicht fest ist, bevor Sie den Mozzarella Käse hinzufügen.
5.   Wenn der Teig zum Omelett geworden ist die Hitze senken und sofort servieren.

Übersicht pro Portion

Netto-Kohlenhydrate: 3% (4 g)
Faser: 1 g
Fett: 72% (43 g)
Protein: 25% (33 g)
kcal: 534

Mittagessen: Zucchini-Auflauf

Zubereitungszeit: 30 Minuten

4 Portionen

Zutaten:

2 Zucchini

500 g Hackfleisch halb und halb

240 g Tomaten (gehackt, aus der Dose)

1 Knoblauchzehe

1 Handvoll Petersilie (frisch)

1 Handvoll Basilikum (frisch)

120 g Cheddar (geschreddert)

80 g Mozzarella (geschreddert)

Zubereitung:

Alle Zutaten vorbereiten.
Knoblauch schälen, pressen und mit den gehackten Tomaten vermengen.
Kräuter hacken, unter die Tomaten mischen.
Mit Salz und Pfeffer würzen.

Zucchinis mit einem Spargelschäler in lange Scheiben schälen.

Hackfleisch in der Pfanne anbraten

Tomaten dazugeben und kurz köcheln lassen.

Den Ofen auf 180 Grad vorheizen.

Die Hack-Tomaten-Masse als dünne Schicht in eine Auflaufform füllen

Zucchini-Streifen darüber verteilen

Die zweite Schichte Hackfleisch darauf schichten.

Oben drauf den Mozzarella-Käse streuen.

Eine weitere Schicht mit Zucchini belegen.

Die letzte Schicht Hackfleisch-Tomaten-Masse auftragen.

Den Cheddar-Käse als Topping verteilen.

Den Auflauf in den Ofen schieben und 20 Minuten fertig garen.

Der Auflauf ist nun servierfertig.

Nährwertangaben pro Portion:

493 kcal/4g Kohlenhydrate/36g Fett/38g Protein

Pilzragout in Kräuterrahm

Zutaten für 4 Portionen:

- 2 EL Butter
- 500 g Waldpilze
- 8 EL Weißwein
- 400 ml Gemüsebrühe
- 6 EL Sahne
- Salz
- Pfeffer
- Cayennepfeffer
- 8 EL frisch gehackte Kräuter

Zubereitung:

1. Waldpilze putzen, feucht abreiben, klein schneiden und in der heißen Butter dünsten.
2. Weißwein und Gemüsebrühe angießen, aufkochen, Sahne einrühren und mit Salz, Pfeffer und Cayennepfeffer abschmecken.
3. Alles 5 Minuten köcheln lassen, dann die frisch gehackten Kräuter unterheben.
4. Das Pilzgemüse auf Tellern anrichten.

Keto Frühstück-Eiweiß-Smoothie

Dies ist ein leckeres und extrem sättigendes Smoothie-Rezept, welches perfekt für ein Frühstück ist, wenn du nicht so viel Zeit hast! Außerdem ist es voll mit gesunden Fetten und wird dich mit Energie bis zur Mittagszeit füllen!

Vorbereitungszeit: 5 Minuten

Kochzeit: 0 Minuten

Portionen: 1

Zutaten:

- ½ Tasse Kokosnussmilch
- 1 Esslöffel gemahlene Chiasamen
- ½ Tasse Wasser
- 1 Esslöffel MCT-Öl
- ¼ Tasse reines Whey Protein Pulver
- ½ Teelöffel Zimt

Zubereitungsmethode:

1)   Beginne damit die Kokossnussmilch, Chiasamen, Proteinpulver, Zimt und MCT-Öl in einen Mixer zu füllen und vermische diese, bis eine gleichmäßige und cremige Masse entsteht. (Tipp: Du kannst sogar Eiswürfel hinzufügen.)

2)   Fülle es in ein Glas und genieße diesen leckeren Smoothie.

Tipp: Anstatt MCT Öl kannst du auch besonders natives Kokosnussöl verwenden. Dann solltest du aber darauf achten, dass es besonders gut mit dem Rest der Zutaten vermischt wird.

Nährwertangaben:
- ☐ Kalorien – 467 kcal
- ☐ Fett – 40,3gm
- ☐ Kohlenhydrate – 4,7gm
- ☐ Eiweiß – 23,6gm
- ☐ Ballaststoffe– 3,6gm

Gebackener Feta mit Gemüse

Diese Mahlzeit hat nur ca 5g Kohlenhydratanteil.

Zutaten

- 200 g Feta (0,0 g KH/100 g)
- 200 g Gemüse (Tomaten, grüne Paprika, Zucchini) - (2-3 g KH/100 g)
- 25 g Käse gerieben - (1,0 g KH/100 g)
- Olivenöl - (0,2 g KH/100 g)
- Knoblauch, Oregano, Pfeffer

Zubereitung

Backofen vorheizen: 180°C
Gemüse waschen und in Stücke/Scheiben schneiden.
Den Feta in eine Backofenform legen.
Das Gemüse darüber verteilen.
Nach Geschmack würzen.
Mit geriebenem Käse bestreuen.
Mit reichlich Olivenöl beträufeln.
Bei 180 - 200° ca. 45 Min. backen.

Frühstückscrepe mit Ricotta Käse und Spinat

Zutaten:

- 2 Esslöffel Olivenöl

- ¼ Teelöffel zerhackten Knoblauch

- ¼ Tasse gefrorener Blattspinat

- 1 Tasse ungezuckerte Mandelmilch

- 3 Teelöffel fettfreier Ricotta Käse

- Petersilie für Verzierung

Zubereitung:

- Erhitze in einer Pfanne das Olivenöl und brate den Knoblauch und den Blattspinat kurz an.

- Füge die Mandelmilch und den Ricotta Käse hinzu, vermische alles gut.

- Wende den Crepe und serviere ihn dann sofort.

- Verziere ihn mit Petersilie.

Huhn und Champignons

Zutaten:

4 (4 Unzen) Stücke halbiert ohne Knochen und ohne Haut Hähnchenbrust
¼ TL Pfeffer
¼ Teelöffel Salz
4 Teelöffel Olivenöl (geteilt)
1 gehackte Knoblauchzehe
1 Tasse Baby Portobello Pilze geviertelt
Saft aus 1 mittlere Zitrone
4 Zitronenscheiben
½ Tasse Wasser
2 EL Kapern

Anfahrt:

1. Glätten Sie die Hähnchenbrust in 1/8 Zoll dicke. Würzen Sie die Hähnchenbrüste mit Salz und Pfeffer.
(2) in einer Antihaft-Pfanne erhitzen Sie 2 Teelöffel Olivenöl bei mittlerer Hitze. Kochen Sie die gewürzte Hähnchenbrust ca. 2 bis 3 Minuten auf jeder Seite oder bis der Saft aus dem Huhn läuft klar. Übertragen auf eine Servierplatte und warm halten.
(3) Erhitzen Sie das restliche Olivenöl in der gleichen Antihaft-Pfanne bei mittlerer bis hoher Hitze. Fügen Sie eine einlagige Baby Portobello Pilze und Kochen ohne Rühren, etwa 3 bis 5 Minuten oder bis zur Jahrhundertwende Pilze rot-braun auf der einen Seite.

Drehen Sie die Pilze, dann fügen Sie den Knoblauch und kochen für weitere 2 Minuten. Das Wasser dazugeben und zum Kochen bringen. Fügen Sie den Zitronensaft und die Zitronenscheiben auf die Mischung. Die Kapern unterrühren und weiter kochen, bis die Mischung eindickt. Fügen Sie das vorbereitete Huhn der Mischung und Hitze gründlich. Warm servieren und genießen!

Freitag – Frühstück

Zutaten für Keto-Pilz-Omelett

3 Eier

30 g Butter zum Braten

30 g geriebener Käse

halbe Zwiebel

40 g Pilze

Prise Salz und Pfeffer

Zubereitung

1.	Die Eier mit einer Prise Salz und Pfeffer in eine Schüssel geben. Und glatt schlagen
2.	Fügen Sie Salz und Gewürze hinzu, zum Abschmecken.
3.	Butter in einer Pfanne zum Schmelzen bringen und die Eimischung hinzugeben
4.	Wenn das Omelett zu kochen beginnt und fest wird, aber immer noch ein kleines rohes Ei darüber ist, bestreuen Sie Käse, Pilze und Zwiebel.
5.	Mit einer Spatel vorsichtig um die Kanten des Omeletts gleiten und es dann in zwei Hälften falten. Wenn es goldbraun wird, aus der Pfanne nehmen und auf den Teller legen.

Übersicht pro Portion

Netto-Kohlenhydrate: 3% (4 g)
Faser: 1 g
Fett: 77% (43 g)
Protein: 20% (25 g)
kcal: 510

Spargelcremesuppe

Zubereitungszeit: 30 Minuten

4 Portionen

Zutaten:

500 g Spargel

750 ml Gemüsebrühe

150 g Butter

40 g Sojamehl

1 Eigelb

200 ml Sahne

Salz

Pfeffer

Petersilie

Schnittlauch

Zubereitung:

1.   Spargel schälen und in Stücke schneiden.

2. Wasser zum Kochen bringen, eine Prise Salz hinzufügen und den Spargel für 15 Minuten kochen.

3. Den Spargel aus dem Wasser nehmen und das Wasser im Topf aufheben (ganz wichtig!).

4. 50 g Butter erhitzen, das Sojamehl hinzufügen und langsam mit dem Spargelwasser auffüllen.

5. Das Eigelb mit der Sahne verquirlen und unter Rühren hinzugeben. Darauf achten, dass die Brühe nicht mehr kocht!

6. Die restliche Butter hinzugeben und die Suppe würzen.

7. Für noch kräftigeren Spargelgeschmack entweder ein paar der Spargelstücke hinzugeben oder den Spargel pürieren und unterheben.

Nährwertangaben pro Portion:
500kcal/4,5g Kohlenhydrate/50g Fett/9g Protein

Blumenkohl-Brokkoli-Salat

Zutaten für 4 Portionen:

- je 400 g Brokkoli- und Blumenkohlröschen
- 300 ml Gemüsebrühe
- 1 hart gekochtes Ei
- 150 g Joghurt
- 50 g Créme Fraîche
- 2 EL Obstessig
- Saft von ½ Zitrone
- 1 TL Currypulver
- Salz
- Pfeffer
- Zucker
- ½ Bund Schnittlauch

Zubereitung:

1. Brokkoli- und Blumenkohlröschen waschen und in der kochenden Gemüsebrühe abgedeckt etwa 7 Minuten bissfest garen.
2. Abgießen und abkühlen lassen.
3. Hart gekochtes Ei schälen und fein hacken.
4. Joghurt mit Créme Fraîche, Obstessig, Zitronensaft, Currypulver, Salz, Pfeffer und Zucker nach Geschmack mischen.

5. Blumenkohl und Brokkoli mit der Sauce mischen.
6. Schnittlauch waschen, trocknen und in Röllchen schneiden.
7. Salat mit Ei und Schnittlauch garnieren.

Geröstete Tofuburger mit Cashewnüssen und Gewürzen

Zutaten:

- ½ Tasse Cashewnüsse

- 1 Pfund fester Tofu

- 1 Esslöffel Dijon Senf

- ½ Tasse Sonnenblumenkerne

- ½ Tasse Brotkrumen

- 1 Teelöffel gemahlenen Kreuzkümmel

- ½ Tasse Pilze in Streifen geschnitten

- 1 Esslöffel Sojasoße

- 1 Esslöffel Olivenöl Extra Virgin

- Vollkorn Hamburgerbrot

Zubereitung:

- Gebe alle Zutaten außer dem Olivenöl in einen Mixer.

- Mixe sie bis eine klobige Masse entsteht.

- Fette deine Hände mit Olivenöl ein und forme Plätzchen.

- Gebe das Olivenöl in eine große Pfanne und brate die Plätzchen für ca. 10 Minuten.

- Schneide das Hamburgerbrot auf und lege den Tofuburger darauf.

- Serviere den Burger mit einer handvoll gerösteten Cashewnüssen.

Gebackenes Forellenfilet

Zutaten:

1 Pfund Forellenfilets
1 Esslöffel gehackte fein Zwiebel
1 Tasse saure Sahne
1 EL Zitronensaft
½ TL Salz
½ TL Paprikapulver
¼ Tasse geriebener Parmesan

Anfahrt:

1. Legen Sie die Forellenfilets in eine gefettete 3 Quartal Auflaufform.
2. in einer Schüssel, kombinieren Sie die Zwiebel, Sauerrahm, Zitronensaft, Salz und Parmesan-Käse. Über den Fisch verteilt. Mit Paprika obenauf streuen.
(3) backen, aufgedeckt, in den vorgeheizten Backofen von 350 Grad für ca. 20 bis 25 Minuten oder bis der Fisch leicht mit einer Gabel als Flocken.

Herzhafte Nudelsalat

Zutaten:

1 Packung (8 Unzen) Spiral-Nudeln

¼ Tasse gehackte Karotten

¼ Tasse gehackte Sellerie

¼ Tasse gehackte Zwiebeln

1 Tasse gekochtes Türkei oder gebratenes Rindfleisch

Dressing

¾ Tasse mayonnaise

¼ Teelöffel Knoblauchsalz oder Meersalz

¼ Teelöffel gemahlener Pfeffer

¼ Teelöffel Zitrone Saft

¼ Tasse geriebener Parmesan

Anfahrt:*:*

1. vorbereiten und die Spiral-Nudeln durch Anschluss an das Paket Richtungen:. Sobald die Spiral-Nudeln gekocht, abtropfen lassen und abspülen mit kaltem Wasser. Legen Sie in eine große Salatschüssel geben. Karotten, Sellerie, Zwiebeln und Türkei oder gebratenes Rindfleisch mischen.

(2) in einer kleinen Schüssel, kombinieren die Mayonnaise, Knoblauch, Salz oder Meersalz, gemahlener Pfeffer, Zitronensaft und Parmesan-Käse. Die Pasta-Gemüse-Mischung übergießen Sie Nudeln Salatdressing. Zusammen werfen Sie, bis alles gut bedeckt ist. Im Kühlschrank vor dem servieren.

Sonntag - Abendessen

Zutaten für Schweinekotelett mit grünen Bohnen und Knobibutter

2 Schweinekoteletts

30 g Butter zum Braten

225 g frische grüne Bohnen

Salz und Pfeffer

Knoblauchbutter

75 g Butter bei Raumtemperatur

½ EL getrocknete Petersilie

¼ EL Knoblauchpulver

½ EL Zitronensaft

Prise Salz und Pfeffer

Zubereitung

1.   Nehmen Sie die Butter aus dem Kühlschrank und lassen Sie sie Raumtemperatur erreichen.

2.   Butter, Knoblauch, Petersilie und Zitronensaft vermischen. Mit Salz und Pfeffer abschmecken. Beiseite legen.

3.   Machen Sie ein paar kleine Schnitte in das Fleisch um die Koteletts herum, damit sie beim Braten flach bleiben. Mit Salz und Pfeffer würzen.

4.   Eine Pfanne bei mittlerer Hitze erhitzen. Fügen Sie Butter in die Pfanne und legen Sie die Koteletts hinzu.

5.   Braten Sie die Koteletts für etwa 5 Minuten auf jeder Seite oder bis sie goldbraun und gründlich durch gebraten sind.

6.   Die Koteletts aus der Pfanne nehmen und warm halten

7.   Verwenden Sie die gleiche Pfanne und fügen Sie die Bohnen hinzu. Mit Salz und Pfeffer abschmecken. Bei mittlerer Hitze einige Minuten köcheln lassen, bis die Bohnen eine lebhafte Farbe haben und etwas weich sind, aber immer noch ein bisschen knusprig sind.

8.   Servieren Sie die Schweinekoteletts und Bohnen zusammen mit einem Klecks Knoblauch Butter oben drauf.

Übersicht pro Portion
    Netto Kohlenhydrate: 3% (6 g)
    Faser: 3 g
    Fett: 73% (73 g)
    Protein: 24% (54 g)
    kcal: 910

Basilikum Quiche

Vorbereitungszeit: 45 Minuten

 8 Portionen

Zutaten:

Boden

30 g Mandelmehl

35 g Leinsamenmehl

10 g Kokosmehl

5 g Chiasamen

2,5 g Flohsamenschalen

80 ml Wasser

1/3 TL Salz

Belag

100 g Basilikum

400 g Ricotta, 45 % Fett i.Tr.

80 g Parmesan, gerieben

200 g Eier

20 g Frühlingszwiebel

5 g Knoblauch

40 ml Zitronensaft

Salz

Pfeffer

Zubereitung:

1. Alle Zutaten für den Teig mit einer Küchenmaschine vermengen und danach in Frischhaltefolie einwickeln. Für 30 Minuten in den Kühlschrank legen.
2. Den Knoblauch schälen und fein hacken.
3. Die Frühlingszwiebel waschen und in feine Ringe schneiden.
4. Vom Basilikum die Blätter abzupfen und klein hacken.
5. Nun sämtliche Zutaten miteinander vermischen. Nach Belieben mit Salz und Pfeffer würzen und beiseite stellen.
6. Eine Quichform einfetten und den Ofen auf 180 Grad Umluft vorheizen.
7. Den Teig aus dem Kühlschrank nehmen und auf Backpapier ausrollen. Vorsichtig in die Form legen und einen Rand formen.
8. Die Füllung hineingeben.
9. Im Ofen ca. 30 Minuten backen.

Nährwertangaben pro Portion:
206kcal/4g Kohlenhydrate/14g Fett/15g Protein

Spargelpfanne mit Garnelen und Pilzen

Zutaten für 4 Portionen:

- 6 getrocknete Shiitakepilze
- 250 g Möhren
- 750 g grüner Spargel
- Salz
- 3 EL Sesamöl
- 2 Knoblauchzehen
- 1 rote Chilischote
- 200 ml Hühnerbrühe
- 3 EL Austernsauce
- 150 g geschälte Garnelen
- Pfeffer

Zubereitung:

Pilze etwa 10 Minuten in warmem Wasser einweichen.
Möhren putzen, schälen und in Stifte schneiden.
Spargelstangen waschen, putzen, im unteren Drittel schälen und schräg in Stücke schneiden.
Spargel in kochendem Salzwasser 5 Minuten blanchieren.
Pilz-Einweichwasser abgießen, harte Stiele entfernen und die Pilzhüte in Streifen schneiden.
Öl im Wok erhitzen.
Knoblauch schälen und würfeln.

Chilischote waschen, putzen, entkernen und fein hacken.

Beides im heißen Öl andünsten.

Abgetropften Spargel, Pilze und Möhrenstifte zugeben und 3 Minuten unter Rühren darin braten.

Hühnerbrühe und Austernsauce angießen und aufkochen.

Garnelen schälen, waschen und 3 Minuten mitschmoren.

Mit Salz und Pfeffer abschmecken.

Pilzchips mit schwarzem Pfeffer

Wenn du deinen ersten Biss machst, wirst du wissen, warum dieses einfache Gericht zu deinem Lieblingssnack wird. Die großartige Konsistenz von frittierten Pilzen zusammen mit dem erdigen Geschmack machen es zu einem erfrischenden Snack.

Vorbereitungszeit: 15 Minuten

Kochzeit: 1 Stunde

Portionen: 4

Zutaten:

- 300 g Portobello Pilze, vorzugsweise organisch und klein geschnitten
- Prise Schwarzer Pfeffer, frisch gemahlen
- 4 Esslöffel Kokosnussöl
- ½ Teelöffel Pink Himalaya Meeressalz

Zubereitungsmethode:

1) Beginn damit, den Ofen auf 150 Grad Celsius vorzuheizen.
2) Platziere danach die geschnittenen Pilze auf einem Backblech und bestreiche diese mit Kokosnussöl.
3) Streue danach Salz und Pfeffer darauf.
4) Backe diese nun im Ofen für 40 bis 55 Minuten oder bis diese braun und knusprig geworden sind.

(Wenn du diese backst, rotiere das Backblech, so dass alle Scheiben gleichmäßig Hitze erhalten.)

Tipp: Wenn du diese etwas schärfer genießen willst, kannst du auch Chillipulver oder andere scharfe Gewürze verwenden.

Nährwertangaben:
- ☐ Kalorien – 169 kcal
- ☐ Fett -15,5gm
- ☐ Kohlenhydrate – 3,9gm
- ☐ Eiweiß – 3,2g
- ☐ Ballaststoffe– 2gm

Farfalle mit Pilzen und Erbsen

Dies ist eine einfache und köstliche Weeknight Pasta. Servieren Sie dieses Gericht mit Vollkorn Brötchen und zusätzliche Erbsen auf der Seite.

Zutaten:

1 Packung (16 Unzen) Farfalle oder andere Nudeln

2 EL Olivenöl

1 Teelöffel gehackter Knoblauch (ca. 2 Gewürznelken)

2 Pfund sortiert in Scheiben geschnittenen Champignons (z. B. Shiitakes, Schaltflächen oder wegen)

1 TL frischer oder getrockneter Thymian

½ Tasse Hühner- oder Gemüsebrühe ½ Tasse gefrorene Erbsen

½ Teelöffel Salz koscher oder ¼ Teelöffel Kochsalz

½ Tasse geriebener Parmesan, plus zusätzliche zum servieren

Zubereitung:

Erhitzen Sie das Wasser zum Kochen Sie der Nudeln nach dem Paket Richtungen:.

Unterdessen in einer großen Pfanne erhitzen Sie das Öl bei mittlerer Hitze. Fügen Sie Knoblauch, Pilze und Thymian und Sautieren Sie für 1 Minute. Die Brühe und die Mischung bei geringer bis mittlerer Hitze unter gelegentlichem Rühren köcheln.

Wenn Sie die Nudeln in das kochende Wasser hinzufügen. Fügen Sie die grünen Erbsen hinzu und Salzen Sie, Champignon-Mischung. Kochen Sie die Nudeln al dente.

Wenn die Nudeln gekocht, kurz abtropfen lassen Sie, sodass einige Klammern sich an die Nudeln Wasser, und senden Sie es an den warmen Topf bei schwacher Hitze. Champignon-Erbsen-Mischung und den Parmesan-Käse und rühren Sie alles zusammen, bis es durch erhitzt wird.

Servieren Sie die Farfalle sofort, mit zusätzlichen Parmesan garniert.

Abholung Geschwindigkeit Bereitstellungszeiten für die Rezepte sind Schätzungen, basierend auf meiner Erfahrung machen die Gerichte. Wenn Sie Hausaufgaben, Überwachung, bücken zu schöpfen, Blöcke, ans Telefon, oder einfach nur Ihre Zeit (anstatt Scrambling!), sie können Sie ein wenig länger dauern. Mir ist aufgefallen, dass die Rezepte in der Regel die erste länger Zeit, also wenn eine Rezept ein Familie Favorit wird, kann es schneller gehen.

Donnerstag – Frühstück

Zutaten für 6 Keto Ei-Muffins

12 Eier

2 Frühlingszwiebeln, fein gehackt

150 g luftgetrocknete Chorizo oder Salami oder gekochter Speck

175 g geriebener Käse

2 EL rotes Pesto oder grünes Pesto (optional)

Prise Salz und Pfeffer

Zubereitung

1. Den Ofen auf 175 ° C vorheizen.
2. Eine Muffin Form mit Butter einfetten.
3. Schalotten und Chorizo klein hacken und auf den Boden der Form geben.
4. Eier mit Gewürzen und Pesto verquirlen. Fügen Sie den Käse hinzu und rühren Sie um.
5. Den Teig auf die Schalotten und Chorizo geben.
6. Für 15-20 Minuten im Ofen backen lassen. (abhängig von der Größe der Muffin Form)

Übersicht für 2 Muffins
Netto Kohlenhydrate: 2% (2 g)
Faser: 0 g
Fett: 70% (26 g)

Protein: 28% (23 g)
kcal: 336

Frischkäse-Dip

Zubereitungszeit: 10 Minuten
2 Portionen

Zutaten:
90 g Frischkäse
60 ml Kokosöl
100 g Sellerie

Zubereitung:

1.	Das Kokosöl in einem Topf erwärmen bis es flüssig ist.
2.	Den Frischkäse einrühren und für ca. 5 Minuten in den Kühlschrank stellen.
3.	Den Sellerie waschen und zusammen mit dem Dip genießen.

Nährwertangaben pro Portion:
2g Kohlenhydrate/40g Fett/3g Protein

Hackfleischpfanne

Zutaten für 2 Personen:

- 180g Hackfleisch (Rind)
- 125g Champignons
- 125g Fetakäse
- ½ Zwiebel & ½ Paprika
- ½ Knoblauchzehe
- Oregano & Thymian
- Salz & Pfeffer

Zubereitung:

1. Die Pilze vorsichtig putzen und die Paprika waschen, dritteln und putzen.
2. Schneiden Sie die Champignons und die Paprika in mundgerechte Stücke und stellen diese Beiseite.
3. Braten Sie nun das Hackfleisch mit der fein geschnittenen Zwiebel scharf an und würzen Sie es mit Salz und Pfeffer.
4. Geben Sie die Champignons, Paprika und Knoblauch hinzu und lassen Sie es kurz mit braten.
5. Anschließend geben Sie den klein geschnittenen Feta hinzu und schmecken Sie es mit Thymian, Oregano, Salz und Pfeffer ab.

Rezepte für Mittagessen

Fettuccine mit Tomaten und Pesto

Dieses Gericht ist voller Reife Tomaten und frischem Basilikum, die Essenz des Sommers. Halten die schwereren Tomatensaucen für den Winter und machen es zu Ihrem sommerlichen gehen zum Abendessen. Wenn Sie das Pesto im Voraus machen, ist es eine schnelle und leckere Möglichkeit zu eine entspannte Abendessen nach einem anstrengenden Tag haben.

Zutaten:

- 1 Pfund Vollkorn-Bandnudeln

- 4 Roma Tomaten, gewürfelt

- 2 Teelöffel Tomatenmark

- 1 Tasse Gemüsebrühe

- 2 Knoblauchzehen, fein gehackt

- 1 EL gehackter frischer oregano

- 1/2 TL Salz

- 1 verpackt Tasse frische Basilikumblätter

- 1/4 Tasse Olivenöl extra vergine

- 1/4 Tasse geriebener Parmesan

- 1/4 Tasse Pinienkerne

Avocadosalat mit Pilzen und Tomaten

Zutaten für 4 Portionen:
- ☐ 2 reife Avocados
- ☐ Saft von 1 Limette
- ☐ zusätzlich Limettensaft
- ☐ 6 EL Weißweinessig
- ☐ Salz
- ☐ Pfeffer
- ☐ 1 Prise getrockneter Oregano
- ☐ 4 EL Walnussöl
- ☐ 100 g Champignons
- ☐ 100 g Kirschtomaten
- ☐ 1 Schalotte

Zubereitung:

1. Avocado schälen, entkernen und in dünne Scheiben schneiden.
2. Mit dem Saft der Limette beträufeln.
3. Aus Weißweinessig, etwas Salz, Pfeffer, Oregano und Walnussöl ein Dressing rühren und die Avocados mit der Hälfte begießen.
4. Mit Alufolie abdecken und 30 Minuten im Kühlschrank marinieren.
5. Champignons putzen, feucht abreiben, in Scheiben schneiden und mit 2 EL Limettensaft beträufeln.
6. Kirschtomaten waschen, trocknen, putzen und Stielansätze entfernen.

7. Tomaten halbieren.
8. Schalotte schälen und hacken.
9. Pilze, Tomaten und Schalottenwürfel mit dem restlichen Dressing beträufeln und alles gut vermischen.
10. Den Salat auf Tellern anrichten und die Avocadoscheiben darauf verteilen.

Paprika Eier

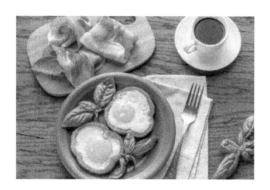

Zutaten:EN

2Stück Bio Eier
1 große **Paprika**
1 EL **Butter**
Salz, **Pfeffer**

Zubereitung:

1. Paprika waschen.
2. Aus der Mitte 2 je ca. ½ cm dicke Ringe herausschneiden.
3. Pfanne mit Butter auf dem Herd erhitzen.
4. Die Paprika-Ringe in die heiße Pfanne legen.
5. In jeden Ring 1 Ei schlagen.
6. Mit etwas Salz und Pfeffer würzen.
7. Ein Teil der Paprika in feine Würfel schneiden und ebenfalls in die Pfanne geben.
8. Ei im Paprikamantel herausnehmen, wenn es die gewünschte Konsistenz hat.

9. Auf einem Teller servieren.
10. Mit den gebratenen Paprikawürfeln und etwas gehackter Petersilie dekorieren.

5-Räucherlachsplatte

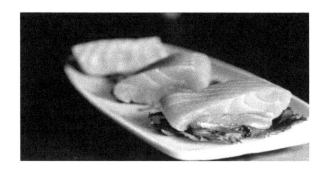

Zutaten

170g		Räucherlachs
115g		Mayonnaise
5g	Babyspinat,	frisch
1/2	EL	Olivenöl
1/4		Zitrone
Salz	und	Pfeffer

Zubereitung

Arbeitszeit: **ca.** **15** **Min**

1-Räucherlachs, Spinat, Zitronenviertel auf einen Teller geben.
2-Keto Mayo in eine kleine Schale geben und auf den Teller neben dem Lachs platzieren.
3-Babyspinat mit Olivenöl bestreichen und mit Salz und

Pfeffer abschmecken.

Bulletproof Kaffee

Zubereitungszeit: 5 Minuten

Zutaten für 1 Portion

- 250 ml Kaffee
- 2 EL MCT-Öl
- 2 EL Weidebutter

Zubereitung

1. Den Kaffee normal zubereiten.
2. Das Öl und die Butter in eine große Tasse geben und den heißen Kaffee darüber gießen.
3. Dann mit einem Stabmixer eine homogene Creme rühren.
4. Den Bulletproof Kaffee genießen und die Wirkung spüren.

Ketogene Blumenkohl-Pizza

Zutaten für zwei Personen

700 g Blumenkohl
200 g Mozzarella geschreddert
30 g Parmesan geschreddert
1 Ei
1 Handvoll Basilikum
1/2 EL Italienische Kräuter

Zubereitung

Zunächst bereitest du alle Zutaten vor und heizt den Ofen auf 180° C (Umluft) vor

Dann zerkleinerst du den Blumenkohl sodass er Reiskorn Größe hat und mischt ihn mit Parmesan, Ei, Kräutern und der Hälfte des Mozzarellas

Dieses Gemisch lässt du dann 10 Minuten backen

Anschließend streust du den restlichen Käse darüber und lässt es weitere 10 Minuten backen

Fertig ist die Low Carb Pizza

Nährwertangabe für das Rezept

Kcal	Kohlenhydrate	Eiweiß	Fett
244	5 g	20 g	16 g

Samstag – Mittagessen

Zutaten für Lachs mit Avocado
2 Avocados
175 g geräucherter Lachs
175 ml Crème Fraîche oder Sauerrahm oder Mayonnaise
Salz und Pfeffer
2 EL Zitronensaft (optional)
Zubereitung

1.   Avocados halbieren und das Innere entfernen.
2.   In das Avocado Innere einen Klecks Crème Fraîche oder Mayonnaise geben und den geräucherten Lachs darauf geben.
3.   Mit Salz, Pfeffer und Zitronensaft abschmecken (um die Avocado nicht braun werden zu lassen).

Übersicht pro Portion
Netto Kohlenhydrate: 3% (6 g)
Faser: 13 g
Fett: 71% (71 g)
Protein: 26% (58 g)
kcal: 911

Gegrillte Forelle

Du benötigst folgende Zutaten für sechs Personen

Für den Fisch:
2 ausgenommene Forellen
Abgeriebene Schale von 2 Zitronen
Salz
Pfeffer
2 El Öl

Für die Soße
4 EL Butter oder Kokosöl
1 Zwiebel
2 Tomaten
2 Stängel frischer Thymian
1 Zitrone
1 EL Brühe
Abgeriebene Schale von einer Zitrone

Auf dem ersten Blick wirkt das Rezept ein wenig schwierig, ist es aber nicht. Probiere es einfach aus. Du wirst sehen, es ist ganz einfach und die Forellen schmecken einfach köstlich.

1. Du beginnst mit der Soße: Die Butter in einem Topf erhitzen, die Zwiebeln in Ringe schneiden und hinzugeben. Diese nun 10 Minuten dünsten, bis sie glasig sind. Die kleingeschnittenen Tomaten, den Thymian und die Zitronenscheiben hinzugeben. Das Ganze weitere 10 Minuten dünsten. Immer wieder umrühren.

2. Nun die Brühe hinzugießen und bei starker Hitze auf die Hälfte einkochen. Die Brühe durch ein Sieb in einen Topf gießen.

3. Nun die Soße weitere 20 Minuten bei geringer Hitzezufuhr köcheln lassen. Mit Salz und Pfeffer abschmecken und warm stellen.

4. Nun die Grill-Funktion im Backofen einschalten.

5. Die Forellen von beiden Seiten tief einschneiden. Die Innenseite mit der abgeriebenen Zitronenschale, Salz und Pfeffer würzen.

6. Nun die Forellen von beiden Seiten 7 bis 8 Minuten im Backofen grillen lassen.

Matcha Tee

Der Matcha Tee hat die gesundheitliche Wirkung von 10 Tassen grünem Tee. Da er nicht nur eine große Menge Antioxidantien enthält, sondern auch den Stoffwechsel so richtig in Gang bringt und somit die Ketose fördert, ist der Matcha Tee für die ketogene Ernährung bestens geeignet.

Wichtig ist, dass Sie für die Zubereitung ein qualitativ hochwertiges Matchapulver verwenden.

Zutaten für 1 Portion:

1 g Matcha Tee

80 ml Wasser

Zubereitung:

1.   Nehmen Sie 1 g Matcha-Pulver aus der Tee-Packung oder Dose.
Idealerweise verwenden Sie dafür einen traditionellen Matcha-Löffel (Chashaku)

2.   Füllen Sie das Matcha-Pulver in eine flache Schale (es gibt spezielle Matcha-Schalen)
3.   Gießen Sie etwas kaltes Wasser dazu.

4.   Rühren Sie nun kräftig mit einem Matcha-Bambusbesen (Chasen), um den Tee aufzulösen.

5.   Geben Sie nun heißes Wasser (ca. 80 Grad) dazu und schlagen Sie den grünen Tee so schnell und lange bis sich ein möglichst feiner Schaum auf der Oberfläche bildet.

6.   Der Tee ist nun genussfertig.

Hinweis für den Kauf des Pulvers:

Je grüner das Matcha-Pulver, desto frischer ist der Tee!

Sie können das Pulver auch zum Backen benutzen oder in Proteinshakes und andere ketogene Getränke rühren.

Zucchini-Pizza

Zutaten für 4 Portionen:
- 1 Zucchini(ca.350 g)
- 1 Ei
- 50 g geriebenen Parmesan
- 1 EL Flohsamenschalen
- 5 EL pürierte oder stückige Tomaten
- 50 g geriebenen Mozzarella
- Salz
- Pfeffer
- Provencekräuter

Zubereitung:
1. Zucchini raspeln und in einem Küchentuch die Flüssigkeit ausdrücken.
2. Geraspelte Zucchini mit Ei, Parmesan und Flohsamenschalen mischen.
3. Backblech mit Backpapier auslegen.
4. Teig kreisförmig darauf verteilen.
5. Ofen auf 180° Umluft vorheizen und Pizza ca. 20 Min. backen.
6. Gebackenen Teig wenden.
7. Tomatensauce mit Salz, Pfeffer und den Kräutern würzen.
8. Auf dem Teig verteilen.
9. Mozzarella darüber streuen.

Weitere 10-15 Minuten backen.

Weizen-Tortillas

Zutaten:

2 Tassen Mehl

1 Teelöffel Salz

1 Teelöffel Backpulver

1 EL Schweineschmalz oder margarine

½ Tasse kaltes Wasser

Zubereitung:

Heizen Sie Ofen auf 350 vor °.

Alle Zutaten verrühren: gut. Wenn der Teig an den Händen kleben bleibt, fügen Sie mehr Mehl, 1 Teelöffel in eine Zeit, bis es klebt.

Teilen Sie den Teig und Rollen in Kugeln etwa so groß wie Golfbälle.

Glätten Sie die Kugeln zwischen 2 Blatt Backpapier. Wenn sie bleiben, sie abkratzen, mehr Mehl hinzufügen und neu anfangen. Glätten Sie über ¼-Zoll dick.

Legen Sie die Tortillas auf einer ungreased Backblech legen und Backen im Ofen für ca. 2 Minuten. Flip und 2 weitere Minuten backen, bis Sie leicht gebräunt sind.

Körnersalat mit Gemüse und Linsen

Zutaten für 4 Portionen:

- ☐ 100 g Weizenkörner
- ☐ 500 ml Gemüsebrühe
- ☐ 100 g rote Linsen
- ☐ 250 g Staudensellerie
- ☐ ½ Bund Frühlingszwiebeln
- ☐ 1 EL Öl
- ☐ 4 EL Kräuteressig
- ☐ Salz
- ☐ Pfeffer
- ☐ Zucker
- ☐ 5 EL Sojaöl
- ☐ Salatblätter zum Anrichten

Zubereitung:

1. Weizenkörner über Nacht in kaltem Wasser einweichen, am nächsten Tag abgießen und in der kochenden Gemüsebrühe etwa 30 Minuten garen.
2. Die roten Linsen in ein Sieb geben, abspülen und nach 18 Minuten zu den Körnern geben.
3. Den Staudensellerie und die Frühlingszwiebeln waschen, trocknen, putzen und fein würfeln.
4. Beides in heißem Öl andünsten.
5. Mit dem Kräuteressig ablöschen und mit Salz, Pfeffer und etwas Zucker würzen.
6. Das Sojaöl unterrühren und alles mit den abgekühlten Weizenkörnern und Linsen mischen.

7. 30 Minuten ziehen lassen, dann auf Salatblättern anrichten und servieren.

Grilled Cheese Sandwiches

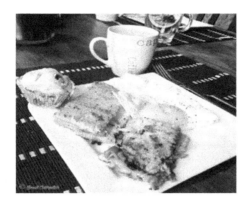

Zutaten:

Teig
½ **Blumenkohl**
1 **Ei**
25 g **Mozzarella Käse** (geraspelt)
¼ TL **Salz**
1/8 TL **Pfeffer**
frische Kräuter fein gehackt

Belag
½ TL **Butter** auf Raumtemperatur
42,50 g Cheddar / Reibekäse

Zubereitung:

1. Backofen vorheizen auf 220 ° Umluft.
2. Backblech mit Backpapier auslegen.
3. Das Backpapier zusätzlich noch mit etwas Olivenöl bestreichen.
4. Mixer bereitstellen.
5. Blumenkohl waschen, halbieren und vom Stiel befreien.
6. Blumenkohl grob zerteilen und in den Mixer geben.
7. So lange zerkleinern, bis er ungefähr die Konsistenz von Reis hat.
8. Dann umfüllen in eine Mikrowellenschüssel.
9. Kohl für ca. 8 Minuten bei hoher Temperatur erhitzen.
10. Kohl in ein Handtuch oder ein Sieb geben und auspressen.
11. Kohl nun in eine Rührschüssel geben.
12. Ei aufschlagen und ebenfalls in die Schüssel geben.
13. Kohl und Ei gut verrühren.
14. Dann den Käse sowie Salz und Pfeffer ebenfalls zugeben und gründlich vermischen.
15. Aus dem Teig nun ca. 8 kleine Toast formen und auf das Backpapier legen.
16. Blech nun für ca. 18 Minuten in den Backofen.
17. Danach Blech aus dem Ofen nehmen und ca. 10 Minuten auskühlen lassen.
18. Toasts dann auf eine Platte oder einen Teller legen.
19. Pfanne auf dem Herd erhitzen.
20. Butter auf jede Seite der Toasts streichen.
21. Die Butter-Toasts in die heiße Pfanne legen.
22. Nun auf 4 der Toast Scheiben den Cheddar streuen.

23. Sobald dieser zu laufen anfängt, mit den anderen

Scheiben zudecken

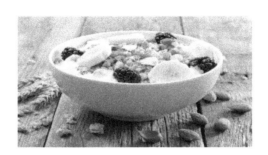

Zutaten

100	g	Joghurt,	natur
100	g		Quark
¼			Banane
50	g		Brombeeren
50 g Kokosmüsli aus dem Low Carb Kochbuch			
1	EL	Mandeln, grob	gehackt

Zubereitung

Arbeitszeit: ca.   10   Min

1-Joghurt und Quark in einer Schüssel mischen.

2-Beeren waschen, Banane schälen und in kleinen Stücke schneiden.

3-Müsli und die anderen Früchte zum Joghurt-Quark-Gemisch hinzugeben.

4-Mandeln hacken, Müsli bestreuen und servieren.

Ketogene Waffeln

Zubereitungszeit: 15 Minuten

Zutaten für 2 Portionen

- 1 Jalapeno
- 80 g Frischkäse
- 30 g geriebener Cheddar
- 3 Bio-Eier
- 1 TL Backpulver
- 1 TL Flohsamenschalen
- 1 EL Kokosmehl
    - Salz, Pfeffer

Zubereitung

1. Die Jalapeno waschen und sehr klein schneiden. Das Waffeleisen anheizen.
2. Alle Zutaten in einer Schüssel mit dem Pürierstab zu einem glatten Teig mischen.
3. Aus dem Teig nun Waffeln backen.

Ketogene Shrimps Pfanne

Zutaten für zwei Personen

2 Zucchini

215 g Shrimps

45 ml lieblicher Weißwein

2 EL Zitronensaft

8 g Knoblauch

1/4 TL Rote Pfeffer Flakes

Salz

Pfeffer

2 EL Olivenöl

Zubereitung

Zunächst bereitest du alle Zutaten für das Shrimps Rezept vor
Bei Bedarf die Darmfäden der Shrimps entfernen
Nun schneidest du die Zucchini mit einem Spiralschneider in lange Streifen (Zucchini-Spaghetti)

Dann hackst du den Knoblauch, entsaften eine halbe Zitrone und erhitzt das Öl in einer Pfanne

Anschließend brätst du die Shrimps und den Knoblauch für ca. 8 Minuten darin und würzt beides mit Salz

Jetzt gibst du Wein, Zitronensaft und Pfefferflocken in die Pfanne und lässt es aufkochen

Ebenso gibst du Zucchini hinein und lässt sie etwa 2 Minuten köcheln

Zu guter Letzt richtest du alles auf 2 Tellern an, legst die Shrimps oben drauf und dekorierst es eventuell mit einer Zitronenscheibe

Nährwertangabe für das Rezept

Kcal	Kohlenhydrate	Eiweiß	Fett
146	7 g	24 g	2 g

Mexikanisches Keto Rührei (4 Portionen)

Zutaten

6 Eier

1 Schalotte

2 eingelegte Jalapenos, fein gehackt

1 Tomate, fein gehackt1

75 g geriebener Käse

2 EL Butter, zum Braten

Prise Salz und Pfeffer

Zubereitung

Schalotten, Jalapenos und Tomaten fein hacken. In Butter 3 Minuten bei mittlerer Hitze anbraten.
Die Eier aufschlagen und in die Pfanne geben. Für 2 Minuten anbraten. Den Käse dazu geben und mit Salz und Pfeffer abschmecken.

Übersicht pro Portion

Netto-Kohlenhydrate: 3% (2 g)

Faser: 1 g

Fett: 72% (18 g)

Protein: 24% (14 g)

kcal: 229

Hackbraten

Zutaten für 2 Portionen:

- 500 g Hackfleisch (gemischt)
- 1 Zwiebel
- 2 Zehen Knoblauch (nach Geschmack)
- 1 Ei
- 2 gekochte Eier
- 250 g Karotten
- 1 EL Mandelmehl
- Gemüsebrühe
- Sahne
- 1/2 EL Senf
- 2 Spritzer Tabasko
- Salz & Pfeffer
- Paprikapulver
- Petersilie

Zubereitung:

1. Hackfleisch mit klein gewürfelten Zwiebeln, gehacktem Knoblauch, Eiern, Mandelmehl, Senf und Petersilie gut durchmischen - mit Salz, Pfeffer, Paprika und Tabasko würzen.
2. Jetzt aus der Hackfleischmasse eine Rolle bilden, dabei die gekochten Eier einarbeiten und in einen mit Butterschmalz gefetteten Bräter legen.
3. Nun ab in den Ofen für ca. 1 Stunde bei 175 Grad.

4. Für die Beilage schälen Sie die Karotten und schneiden diese bitte in Scheiben.
5. Dünsten Sie es jetzt mit etwas Gemüsebrühe an und würzen Sie alles mit Salz, Pfeffer und Petersilie. Zum Schluss geben Sie noch einen Schuss Sahne dazu.

Artischocken-Eintopf

<u>Zutaten:</u>

2 kleine Zitronen, halbiert, plus Saft zum garnieren

15 Baby Artischocken

1/4 Tasse Olivenöl extra vergine

1 rote Zwiebel, in dünne Scheiben geschnitten

1 Teelöffel heiße rote Paprikaflocken

1/2 Tasse trockener Weißwein

1 Pfund frische Erbsen, geschält

4 Bund Frühlingszwiebeln, Wurzel Enden getrimmt und weißen und grünen 2-Inch Stücke geschnitten

Salz nach Geschmack

Frisch gemahlener Pfeffer zum abschmecken

1 Bund frische Minze

Anfahrt:

Eine große Schüssel mit Wasser füllen und die Zitrone Hälften hinein zu quetschen.

Entfernen Sie und entsorgen Sie die harten äußeren Blätter der Artischocken und schneiden Sie die Stiele. Dann halbieren Sie die Artischocken und aushöhlen Sie der Choke. Während Sie arbeiten, Tauchen Sie die halbierten Artischocken in das Zitronenwasser.

Erhitzen Sie in einem Schmortopf das Olivenöl bei mittlerer Hitze erhitzen, fügen Sie die Zwiebel hinzu und Kochen Sie bis sie weich und transparent, ca. 4 Minuten. Fügen Sie die Paprikaflocken, Wein, 1 Tasse heißes Wasser, die Erbsen und die abgetropften Artischocken.

Decken Sie und Kochen Sie, bis die Artischocken nur weich, 10 – 12 Minuten. Fügen Sie die Schalotten, decken, und reduzieren Sie die Hitze zum Sieden. Kochen, bis die Schalotten Welk und weich, ca. 4 Minuten sind. Mit Salz und Pfeffer würzen.

Reißen Sie die Minzblätter in Stücke und streuen sie über den Eintopf. Garnieren Sie mit einem Schuss Olivenöl und Zitronensaft. Servieren Sie warm oder bei Raumtemperatur.

Bunter Hirsesalat

Zutaten für 4 Portionen:

- [ ] 200 g Hirse
- [ ] 500 ml Gemüsebrühe
- [ ] ½ Salatgurke
- [ ] 250 g Tomaten
- [ ] 1 Friseesalat
- [ ] 200 g Joghurt
- [ ] 2 EL Öl
- [ ] 2 EL Tomatenketchup
- [ ] 1 EL Apfelessig
- [ ] Salz
- [ ] Pfeffer
- [ ] 2 EL Schnittlauchröllchen

Zubereitung:

1. Gemüsebrühe erhitzen und Hirse 20 Minuten darin garen.
2. Vom Herd nehmen und abkühlen lassen.
3. Salatgurke putzen, schälen und würfeln.
4. Tomaten waschen, trocknen, Stielansätze entfernen und das Fruchtfleisch achteln.
5. Friseesalat waschen, trockenschleudern, putzen und in mundgerechte Stücke zupfen.
6. Alles mit der Hirse mischen.
7. Aus Joghurt, Öl, Tomatenketchup, Apfelessig, Salz, Pfeffer und Schnittlauchröllchen ein Dressing zubereiten und über den Salat geben.

8. Gut vermengen und servieren.

Low Carb Zucchini Brot

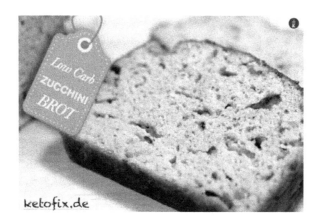

Zutaten:

80 g Zucchini

500 g Eier

90 g Butter

30 g Stevia **Streusüße**

10 g Mandelmus

80 g Kokosmehl

1 TL Backpulver **1 TL**

2 TL Zimt

½ TL gemahlener Ingwer

1 TL Salz

1 TL Vanillepulver

Zubereitung:

1. Eine Kastenform wahlweise mit Backpapier auslegen oder mit Öl einpinseln.
2. Backofen vorheizen auf 150 ° Umluft.
3. Zucchini gut abwaschen und abtrocknen.
4. Dann mit einer Küchenmaschine oder einem Mixer zerkleinern.
5. Danach alle Zutaten in die Küchenmaschine geben.
6. Alles gründlich zu einem glatten Teil verrühren.
7. Anschließend in die Kastenform füllen.
8. Nun die Form in den Ofen und ca. 60 Minuten backen.
9. Vor dem Stürzen bzw. Herausnehmen des Brotes erst kaltwerden lassen.

7-Zucchini-Nudeln mit Hähnchenbrust

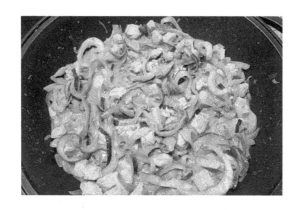

Zutaten

600	g	Hähnchenbrust
4		Zucchini
1		Zwiebel
Kokosöl		
1	Dose	Kokosmilch
Salz		
Cayennepfeffer		
Curry		
Kurkuma		

Zubereitung

Backzeit: ca. **20** **Min.**

1-Die Zwiebeln schälen und zerkleinern
2-Die Hähnchenbrust in kleine Stücke schneiden.
3-Die Zucchini in Nudelform kommen.
4-Die Hähnchenbrust in Kokosöl anbraten
5-Die Zwiebeln etwas anbraten, bis sie glasig werden. Kokosmilch dazugeben und scharf mit Curry, Kurkuma, Cayennepfeffer und Salz würzen.
6-Die Soße etwas kochen lassen und die Zucchini hinzugeben. Das Gericht in den Teller geben und servieren.

Ketogene Brötchen

Zubereitungszeit: 35   Minuten

Zutaten für 8 Brötchen

- 65 g Kokosmehl
- 1 TL Weinstein Backpulver
- 20 g Erythrit
- 30 g Flohsamenschalen
- ½ TL Meersalz
- ½ TL Zimt
- ½ TL gemahlene Nelken
- ¼ l kochendes Wasser
    - 4   Bio-Eier

Zubereitung

1. Kokosmehl, Backpulver, Erythrit, Flohsamen, Salz, Zimt und Nelken vermengen. Dabei langsam das Wasser dazu gießen und den Teig danach 1-2 Minuten quellen lassen.
2. Den Backofen auf 160°C vorheizen.
3. Die Eier einzeln dazufügen und alles gut verkneten.

4.   Aus dem Teig nun 8 Brötchen formen und auf ein Backblech legen.

5.   Diese nun etwa 20 Minuten backen.

Ketogener Heringssalat mit Apfel und Dill-Dressing

Zutaten für zwei Personen

4 milde Matjesheringsfilets (ca. 300 g)

0,5 rote Zwiebel

0,5 Apfel

6 kleine Gewürzgurken aus dem Glas

0,5 Bund Dill

2 EL saure Sahne (10 % Fett)

4 EL Cranberrysaft

1 EL Sahne

Schwarzer Pfeffer

Zubereitung

Zu Beginn schneidest du die Heringsfilets mit einem scharfen Messer in mundgerechte Stücke und gibst diese in eine Schüssel. Danach ziehst du die roten Zwiebeln ab und hackst sie fein. Dann entkernst du den

Apfel und schneidest ihn in feine Würfel. Außerdem lässt du die Gewürzgurken abtropfen und schneidest sie ebenso in feine Stücke. Die vorbereiteten Zutaten gibst du zu den Heringsstücken in die Schüssel.

Nun wäschst du den Dill und schüttelst ihn trocken. Die Dillfähnchen zupfst du ab und hackst sie fein. Für das Dressing verrührst du saure Sahne, Cranberrysaft und Sahne. Dieses mischst du nun vorsichtig unter den Salat. Zu guter Letzt mahlst du noch Pfeffer darüber.

Nährwertangabe für das Rezept

Kcal	Kohlenhydrate	Eiweiß	Fett
480	7 g	28 g	38 g

Ingwer Smoothie (2 Portionen)

Zutaten

75 ml Kokosmilch oder Kokosnusscreme

150 ml Wasser

2 EL Limettensaft

30 g gefrorener Spinat

2 TL frischer Ingwer, gerieben

Zubereitung

Alle Zutaten mischen, beginnen erstmal mit 1 Esslöffel Limette und erhöhen Sie die Menge je nach Ihrem Geschmack.

Mit etwas geriebenem Ingwer bestreuen und servieren. Echt lecker!

Übersicht pro Portion

Netto Kohlenhydrate: 12% (3 g)

Faser: 1 g

Fett: 81% (8 g)

Protein: 6% (1 g)

kcal: 82

Cool Ranch Chicken

<u>Zutaten:</u>

1 1/4 lb ohne Knochen Hähnchenbrust

1 Umschlag trocken Taco Mix oder alternativ 2 El hausgemachte

1 Umschlag trocken Ranchbehandlung Mix oder 1 El hausgemachte

1 1/2 Tassen Hühnerbrühe

1 Tasse brauner Reis

<u>Anfahrt:</u>

(1) in einer kleinen Schüssel kombinieren Sie die Hühnerbrühe, Ranchbehandlung und Taco-Mix.

2. Fügen Sie Huhn zu einem slow Cooker und Abdeckung mit Huhn-Brühe-Gemisch.

3. Schalten Sie den Herd auf eine niedrige Stufe und Koch für 4 bis 5 Stunden abgedeckt.

4. Entfernen Sie das Huhn aus Topf und Shred mit zwei Gabeln.

5. Rücknahme Huhn zurück zu den slow Cooker und Koch für weitere 25 bis 30 Minuten.

6. Fügen Sie Reis in einen Topf mit kochendem Wasser; abschmecken Sie ein wenig Salz und Kochen Sie, bis der Reis weich ist.

7. mit Tacos und brauner Reis servieren.

Hackfleischpfanne

Zutaten für 2 Personen:

- ☐ **180g Hackfleisch (Rind)**
- ☐ **125g Champignons**
- ☐ **125g Fetakäse**
- ☐ **½ Zwiebel & ½ Paprika**
- ☐ **½ Knoblauchzehe**
- ☐ **Oregano & Thymian**
- ☐ **Salz & Pfeffer**

Zubereitung:

Die Pilze vorsichtig putzen und die Paprika waschen, dritteln und putzen.

Schneiden Sie die Champignons und die Paprika in mundgerechte Stücke und stellen diese Beiseite.

Braten Sie nun das Hackfleisch mit der fein geschnittenen Zwiebel scharf an und würzen Sie es mit Salz und Pfeffer.

Geben Sie die Champignons, Paprika und Knoblauch hinzu und lassen Sie es kurz mit braten.

Anschließend geben Sie den klein geschnittenen Feta hinzu und schmecken Sie es mit Thymian, Oregano, Salz und Pfeffer ab.

Nudeln

Zutaten:

Für 4 Portionen
2 mittelgroße grüne oder gelbe Zucchini (je ca. 200 g)
1 mittelgroßer **Daikon-Rettich** (ca. 400 g)

Zubereitung:

1. Spiralschneider bereitlegen.
2. Sollte kein Spiralschneider vorhanden sein, genügt auch ein einfacher Gemüseschäler.
3. Zucchini sowie Rettich gründlich waschen.
4. Dann Zucchini mit dem Spiralschneider in dünne „Spaghetti" schneiden.
5. Dabei versuchen, dass die Spirale möglichst lang wird.
6. Mit dem Gemüseschäler einfach die Zucchini der Länge nach vorsichtig abschälen, so dass es möglich von oben bis unten geschält wird. So wird die Spaghetti schön lang.
7. Beim Gemüseschäler so lange abschälen, bis nur noch ein dünner Rest übrig ist.
8. Nun die weitere Zucchini sowie den Rettich ebenfalls auf diese Art verarbeiten.
9. Die Nudeln können kalt gegessen werden oder ganz kurz in der Mikrowelle erwärmt werden.
10. Dazu passt hervorragend eine fertige Tomaten- oder Pizzasoße, die dann kurz erwärmt werden kann.

1-Kokos Curry mit Blattspinat

Zutaten

450g	TK	Blattspinat
380	g	Kokosmilch
1-2 TL gelbe Curry Paste (oder 1-2 TL Currypulver)		
½	TL	Salz
1	TL	Zitronenschale
Optional:		Granatapfelkerne
Optional:	Hähnchenfilet,	gebraten

Zubereitung

Kochzeit: ca. **15** **Min**

Den Spinat nach Verpackungsanleitung zubereiten. Eine mittlere Pfanne erwärmen und 2 TL der gelben Currypaste und ein paar EL der Kokosmilch in die Pfanne geben und rühren, bis sich eine homogene Sauce bildet.
Ein paar Minuten kochen lassen, danach den fertig zubereiteten Spinat mit dem Rest der Kokosmilch hinzugeben und gut miteinander vermengen. Die Mischung etwas kochen lassen, bis die Sauce andickt. Danach mit Mandeln, Cashewnüssen oder trockenem Obst verzieren.

Muffin-Brötchen

Zubereitungszeit: 30   Minuten

Zutaten für 12 Brötchen

- 3 Bio-Eier
- 65 g Frischkäse
- 15 g Flohsamenschalen
  - 10   g   Kokosmehl

Zubereitung

1. Den Backofen auf 150°C Umluft vorheizen. Ein 12er-Muffinblech einfetten.
2. Die Eier trennen und das Eiweiß steif schlagen.
3. Nun das Eigelb mit den übrigen Zutaten gut vermengen. Den Eischnee vorsichtig unterheben.
4. Den Teig in die Förmchen füllen und etwa 20 Minuten backen.

Lachsfilet mit ketogenem Joghurt-Dip

Zutaten für zwei Personen

350 g Lachsfilet
150 g griechischer Sahnejoghurt
1 EL Olivenöl
3 g Ursalz Fisch
1 TL Zitronenschale
1 Knoblauchzehe
Dill
Rosmarin
Thymian, getrocknet

Zubereitung

Als erstes bereitest du alle Zutaten für das Rezept vor und heizt den Backofen auf 180° C vor

Dann würzt du den Lachs mit „Ursalz Fisch", streichst die Auflaufform mit Öl ein und legst den Lachs hinein

Nun streust du Knoblauch und Kräuter über den Lachs

Folgend reibst du die Zitronenschale in ein griechisches Joghurt

Den Lachs lässt du nun 15-20 Minuten im Ofen backen

Schließlich servierst du das Lachsfilet mit dem Dip

Nährwertangabe für das Rezept

Kcal	Kohlenhydrate	Eiweiß	Fett
266	3 g	28 g	12 g

Oopsie Brot (6 Portionen)

Zutaten

3 Eier

120 g Frischkäse

1 Prise Salz

½ EL (4 g) gemahlenes Flohsamenschalenpulver

½ Teelöffel (2,5 g) Backpulver

Zubereitung

Trennen Sie das Eigelb vom Eiweiß, beide in jeweils in eine kleine Schüssel.

Das Eiweiß zusammen mit Salz schaumig schlagen.

Eigelb und Frischkäse gut vermischen. Wenn Sie möchten, fügen Sie das Flohsamenschalen Pulver und Backpulver hinzu. (das macht das Oopsie Brot-aus)

Das Eiweiß vorsichtig in die Eigelbmischung geben.

6 große oder 8 kleinere Brotstücke auf ein mit Backpapier ausgelegtes Backblech legen.

In der Mitte das Backblech geben und bei 150 ° C für etwa 25 Minuten backen lassen bis es schön goldbraun ist.

Übersicht pro Portion

Netto Kohlenhydrate: 5% (1 g)

Faser: 1 g

Fett: 79% (9 g)

Protein: 16% (4 g)

kcal: 103

Leicht und luftig 5-Zutat Cookie

<u>Zutaten:</u>

• 1 ¼ Tassen Zucker-freien Sonne butter

• 1 großes Ei

•⅓ Tasse Schlenker

• 1 TL Backpulver)

• 2-3 TL Vanille-Pulver

<u>Schritte:</u>

• Heizen Sie den Backofen, 320F. Mischen Sie alle Zutaten:. Stellen Sie sicher, dass sie gut kombiniert sind.

• Mit der Hand erstellen einige kleinen Kugeln aus Plätzchenteig. Legen Sie sie auf einer Antihaft-Pfanne backen.

• 12 Minuten backen. Einmal gebacken, ließ sie sitzen für 30 Minuten abkühlen lassen. Genießen. Dieses Rezept macht 10 Cookies.

Hackbraten

Zutaten für 2 Portionen:

- ☐ 500 g Hackfleisch (gemischt)
- ☐ 1 Zwiebel
- ☐ 2 Zehen Knoblauch (nach Geschmack)
- ☐ 1 Ei
- ☐ 2 gekochte Eier
- ☐ 250 g Karotten
- ☐ 1 EL Mandelmehl
- ☐ Gemüsebrühe
- ☐ Sahne
- ☐ 1/2 EL Senf
- ☐ 2 Spritzer Tabasko
- ☐ Salz & Pfeffer
- ☐ Paprikapulver
- ☐ Petersilie

Zubereitung:

Hackfleisch mit klein gewürfelten Zwiebeln, gehacktem Knoblauch, Eiern, Mandelmehl, Senf und Petersilie gut durchmischen - mit Salz, Pfeffer, Paprika und Tabasko würzen.

Jetzt aus der Hackfleischmasse eine Rolle bilden, dabei die gekochten Eier einarbeiten und in einen mit Butterschmalz gefetteten Bräter legen.

Nun ab in den Ofen für ca. 1 Stunde bei 175 Grad.

Für die Beilage schälen Sie die Karotten und schneiden diese bitte in Scheiben.

Dünsten Sie es jetzt mit etwas Gemüsebrühe an und würzen Sie alles mit Salz, Pfeffer und Petersilie. Zum Schluss geben Sie noch einen Schuss Sahne dazu.

Ochsenfilet mit Erdbeersalat

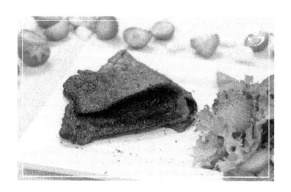

Zutaten:

4 dünne Ochsenfetzen (ganz dünn geschnittenes Ochsenfleisch)
60 g Schnittsalat
2 Stängel Apfelminze
½ Mairübe
200 g Erdbeeren
2 EL Holunderblütenessig

4 EL Olivenöl oder MCT-Öl

1 ELGhee zum Braten

Marinade:
Apfelminze
  2 EL Olivenöl oder MCT-Öl
Salz, **Pfeffer**

Paprikapulver, edelsüß

Zubereitung:

1. Für die Marinade eine Schüssel bereitstellen.
2. Das Öl, die Minze und die Gewürze gründlich vermischen.
3. Das Fleisch in eine flache Form legen.
4. Die Marinade über dem Fleisch verteilen.
5. Das Fleisch dann in die Kühlung und einige Stunden oder über Nacht ziehen lassen.
6. Die Minze sowie den Salat gründlich waschen und trocknen.
7. Dann die Minze fein zerhacken.
8. Den Salat in mundgerechte Stücke zupfen.
9. Sodann den Salat mit der Minze vermischen und in eine Schale geben.
10. Die Erdbeeren waschen und putzen.
11. Die Erdbeeren dann in dünne Scheiben schneiden.
12. Nun die Mairübe schälen und in kleine Würfel schneiden.
13. Jetzt die Erdbeerscheiben sowie die Rübenwürfel über den Salat streuen.
14. Für das Dressing wird Holunderblütenessig mit etwas Öl vermischt.
15. Das Dressing mit etwas Salz und Pfeffer abschmecken und vorerst zur Seite stellen.

16. Eine Pfanne auf dem Herd erhitzen.
17. Etwas Ghee in die Pfanne geben und schmelzen lassen.
18. Nun die Ochsenfetzen in die heiße Pfanne geben und von beiden Seiten kurz und scharf anbraten.
19. Das Fleisch dann auf einen flachen Teller geben.
20. Das Dressing jetzt über den Salat geben und zusammen mit dem Fleisch servieren.

9-Aal auf Rührei und Low Carb Brot

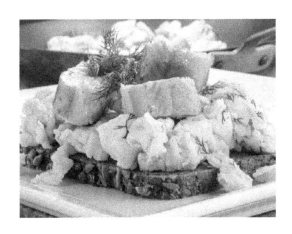

Zutaten

200	g	Aal		geräuchert
4	Scheiben	Low	Carb	Brot
4				Eier
1				Schalotte
2	Stängel			Dill
1	EL			Öl
Meersalz				
Weißer				Pfeffer

Zubereitung

Kochzeit: ca. 30 Min

Eier in einem Topf verquirlen und mit Salz und Pfeffer abschmecken.

Schalotte schälen und in kleine Würfel schneiden.

Dill grob hacken. Danach Aalhaut trennen und in gleichgroße Würfelschneiden.

Öl in einer Pfanne erwärmen und die Schalotte dünsten.

Eier hineingießen, stocken lassen und mit dem Pfannenwender mehrfach durch die Pfanne ziehen. Die Hitze dabei etwas verringert

Dill hinzufügen und noch einmal etwas durchrühren.

Das Rührei auf vier Schnitten Low Carb Brot verteilen und Aalstücke darauf anrichten.

Etwas frischen Dill dazugeben und servieren.

Lachs-Salat

Zubereitungszeit: 15   Minuten

Zutaten für 4 Portionen

300 g geräucherter Lachs
250 g Cherrytomaten
6 Lauchzwiebeln
Schwarzer Pfeffer
1 TL mittelscharfer Senf
4 EL Limettensaft
3 TL Kräuteressig
2 EL Rapsöl
Gehackter   frischer   Dill

Zubereitung

1.   Den Fisch zunächst in breite Streifen, dann in größere Stücke schneiden. Die Tomaten halbieren und entkernen. Die Lauchzwiebeln in feine Ringe schneiden.
2.   Aus den übrigen Zutaten eine Marinade verrühren.
3.   Die Marinade mit Fisch und Gemüse vermengen und abgedeckt etwa 1 Stunde in den Kühlschrank stellen.

Keto Thunfisch Salat mit Kapern (4 Portionen)

Zutaten

110 g Thunfisch in Olivenöl

120 ml Mayonnaise

2 EL Crème fraiche

1 EL Kapern

½ Lauch, fein gehackt

½ Teelöffel Chili Flocken

Prise Salz und Pfeffer

Zubereitung

- Den Thunfisch abtropfen lassen.
- Alle Zutaten in eine Schüssel geben und vermischen.
- Mit Salz und Pfeffer oder Chiliflocken würzen.
- Mit gekochten Eiern und Keto Brotscheiben Ihrer Wahl servieren.

Übersicht pro Portion

Netto-Kohlenhydrate: 1% (1 g)

Faser: 0 g

Fett: 87% (26 g)

Protein: 12% (8 g)

kcal: 271

Speck Webart

Dies ist ideal für Frühstück, Mittag- oder Abendessen! Sie benötigen viel Speck hier.

Schritte:

1. Backofen Sie den auf 400F. Nehmen Sie ein Paket von Speck und schneiden Sie die Streifen kreuzweise.
2. Fetten Sie eine Bratpfanne. Die Speckstreifen zusammen zu weben. Die Größe richtet sich nach Ihren Wünschen. Bei 400 Grad für 20 Minuten kochen.
(3) mit einem Spatel entfernen der Speck gewebt. Tupfen sie unten ein wenig Papier Schüssel und 5-10 Minuten kochen lassen.

Jetzt können Sie etwas mit Ihren Speck gewebt.

Salatröllchen

Zutaten für 4 Portionen:
- ☐ Saft von 1 Zitrone
- ☐ Saft von 1 Orange
- ☐ Saft von 1 Limette
- ☐ 1 Knoblauchzehe
- ☐ 500 g Hähnchenbrustfilet
- ☐ 1 Gurke
- ☐ 3 Möhren
- ☐ 1 Eisbergsalat
- ☐ 2 EL Rapsöl

- ☐ 1 Eigelb
- ☐ Salz
- ☐ ¼ TL scharfer Senf
- ☐ 125 ml Pflanzenöl
- ☐ 1 EL Zitronensaft

Zubereitung:

1. Saft der Zitrusfrüchte verquirlen.
2. Knoblauch schälen, pressen und hinzufügen.
3. Hähnchenbrüste abspülen, trocken tupfen und in die Marinade legen.
4. Abdecken und 1 Stunde im Kühlschrank ziehen lassen.
5. Gurke und Möhren schälen und in Stifte schneiden.
6. Salat entblättern, waschen und trocken schütteln.

Für die Mayonnaise:

1. Eigelb mit 1 Prise Salz würzen.
2. Senf dazugeben und verquirlen.
3. Erst tröpfchenweise, dann in dünnem Strahl und unter Rühren das Öl zufließen lassen.
4. Dabei immer weiter quirlen.
5. Mit Zitronensaft und Salz abschmecken.
6. Hähnchenbrüste in heißem Öl in einer Pfanne von allen Seiten 5-6 Minuten braten.
7. Herausnehmen, abkühlen lassen und in Streifen schneiden.
8. Je 1-2 Salatblätter ausbreiten und Möhren, Gurke und Hähnchensteifen darauf verteilen.

9. Salatblätter eng aufrollen und alle Zutaten zu Röllchen formen.
10. Eventuell halbieren und mit Mayonnaise servieren.

Gegrillte Möhren

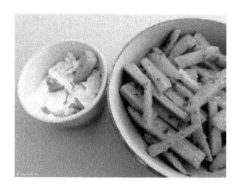

Zutaten:

6 Möhren
1 EL Olivenöl

Knoblauch
　　　　Paprika Pulver
Salz, **Pfeffer**
Kräuter deiner Wahl

Zubereitung:

Backofen vorheizen auf 20 ° Ober- und Unterhitze.
Backblech mit Backpapier auslegen.
Die Möhren schälen und in kleinere Sticks schneiden.
Möhrensticks in eine Schüssel geben.
Knobi schälen und pressen.
Das Öl zusammen mit dem Knobi und Paprika in einem kleinen Gefäß vermischen.

Nun Kräuter nach Geschmack beimischen.

Mit Salz und Pfeffer abschmecken.

Die Ölmischung nun über die Möhren geben und gründlich vermischen.

Sodann die Möhren auf dem Backpapier ausbreiten und für ca. 20 Minuten in den Backofen geben.

Zum Servieren in eine kleine Schale oder auf einen Dessertteller legen.

Dazu kann ideal Guacamole gedipt werden.

Keto Pesto Brotsticks (10 Brotsticks)

Zutaten

60 g **Mandelmehl**

4 EL (30 g) Kokosnuss Mehl

½ TL Salz

1 TL (5 g) Backpulver

175 g zerkleinerter Käse, vorzugsweise Mozzarella

75 g Butter

1 Ei

60 g grünes Pesto

1 Ei, zum bestreichen des Brotes Bürsten der Oberseite der Brotdrehungen

Zubereitung

Den Ofen auf 175 ° C vorheizen.

Alle trockenen Zutaten in eine Schüssel geben.

Butter und Käse in einem Topf bei schwacher Hitze zum Schmelzen bringen. Mit einer Holzlöffel umrühren, bis der Teig glatt ist. Das Ei dazugeben und weiter rühren.

Die trockenen Zutaten dazugeben und weiter rühren bis ein Teig entsteht.

Den Teig in zwei Teile schneiden. Der Erste Teil (der Boden) auf Pergamentpapier legen und zu einem Rechteck formen. Auf die erste Teighälfte das Pesto geben.

Der zweite Teig (Deckel) ebenfalls zu einem gleich großen Rechteck formen und auf das Pesto legen. Mit einem Messer 10 Sticks schneiden.

Das Ei verquirlen und über die 10 Sticks pinseln.

Für 15-20 Minuten im Ofen backen lassen bis sie goldbraun sind.

Übersicht pro Portion

Netto-Kohlenhydrate: 2% (1 g)

Faser: 2 g

Fett: 83% (18 g)

Protein: 15% (7 g)

kcal: 204

Fruchtiger Skyr

2 Portionen

Vorbereitung 5 Minuten

Zubereitung 10 Minuten

250 g Skyr

100 g TK Früchte (Erdbeeren, Kirschen, Blaubeeren, Waldfrüchte) **(ungezuckert!!)**

10 tropfen Stevia **(bei Bedarf)**

Vanillemark von einer halben Schote

1. Die Früchte in einer Glasschüssel mit der Mikrowelle auftauen und anschließend mit einem Messer klein schneiden.

2. Stevia, Vanille und Skyr zugeben und verrühren.

3. Evtl. mit etwas Zimt abschmecken, wenn man Kirschen nutzt.

Ingwer Biene

<u>Zutaten:</u>

- 4 Unzen Filet Steaks, in Streifen geschnitten

- 1 kleine Zwiebel, gewürfelt

- 1 gehackte Knoblauchzehe

- 2 klein gewürfelte Tomaten

- 1 Teelöffel gemahlener Ingwer

- 4 Esslöffel Apfelessig

- 1 Esslöffel Olivenöl

Schritte:

1. das Steak in der Pfanne anbraten. Fügen Sie die Zwiebel, Knoblauch und Tomaten, wenn das Steak auf allen Seiten angebraten ist.

2. in einer Schüssel rühren Sie, den Ingwer und den Essig. Salz und Pfeffer abschmecken. Gießen Sie die Mischung in die Pfanne geben, unter ständigem Rühren um zu kombinieren.

3. Decken Sie die Pfanne, schalten Sie die Hitze zu gering. Kochen unter die Flüssigkeit verdunstet ist.

Chicken Puttanesca

Für   6   Personen

Zutaten: 3/4 Tasse Wasser, 1 Esslöffel gehacktes frisches   Basilikum, 1 Esslöffel Kapern gewaschen und getrocknet, 180gr entsteinte schwarze Oliven, 400gr (in Dose) geschnittene Tomaten, 1/2 Teelöffel rote Chili Flocken oder nach Geschmack Salz Schwarzer Pfeffer, 2 frisch gemahlen Knoblauchzehen (zerkleinert), 2 Esslöffel natives Olivenöl extra 6 Hühnerschenkel mit Haut

Zubereitung:

1. Drücken Sie die Sauté-Taste und erhitzen Sie das Öl etwa eine Minute lang. Fügen Sie die Hähnchenstücke mit der zugekehrten Hautseite nach unten braten Sie bis zur Bräunung, etwa 5 Minuten lang. 2. Nach dem Durchkochen, das Fleisch auf einen Teller geben und dann rote Paprikaflocken, gehacktes Basilikum, Kapern, Knoblauch, Oliven, Wasser, gehackte Tomaten, Salz und Pfeffer in den Topf geben.

3. Umrühren, dann die Zutaten einige Zeit köcheln lassen. Geben Sie das Fleisch in den Topf zurück. 4. Schalten Sie die Saute-Funktion aus und schließen Sie den Deckel. Verwenden Sie die manuelle Einstellung und stellen Sie sie so ein, dass sie 15 Minuten lang bei hohem Druck kocht. 5. Sobald die Kochzeit abgelaufen ist, lassen Sie den Druck ca. 12 Minuten lang ab und geben Sie dann den verbleibenden Druck schnell ab. 6. Servieren Sie das Gericht mit Gemüse, wie z. B. Zucchini-Nudeln.

Nährwertangaben pro Portion: Kalorien 343, Kohlenhydrate: 4gr, Fett: 27gr, Protein: 19gr

Quark – Creme mit Buttersirup

Arbeitszeit: ca. 10 Min.
Pro Portion (mit 20 ml Sirup): ca. 28 g Fett, ca. 21 g Eiweiß, ca. 10 g Kohlenhydrate

Zutaten (1 Person, Sirup: 360ml)
200 g Quark (Vollfett)
50 ml Vollmilch

Sirup
120 g Butter
110 g Erythrit – Puder
120 ml Mandelmilch
¼ TL Meersalz
1 TL reines Vanillepulver

Zubereitung
Vermengen Sie Quark und Milch miteinander, bis eine cremige Masse entstanden ist. Dann stellen Sie diese in den Kühlschrank.

Nun machen wir uns an das Sirup: Schmelzen Sie dafür die Butter in einem Topf und rühren Sie solange, bis Blasen entstehen. Rühren Sie weiter, bis die Butter anfängt, leicht bräunlich zu werden. Dann ziehen Sie den Topf zügig vom Herd und rühren das Puder unter. Wenn es sich aufgelöst hat, heben Sie noch

Mandelmilch und Vanillepulver unter. Am Ende das Salz einrühren und die noch heiße zähe Flüssigkeit in ein großes Einmachglas füllen. Deckel zu, abkühlen lassen und in den Kühlschrank stellen. Dort aufbewahren. Etwa 20 ml halten Sie zurück, um sie unter den Quark zu rühren.

Dieses Sirup ist ein wunderbares Süßungsmittel für die ketogene Ernährung.

Guten Appetit!

Chili-Cheddar-Cracker

1 Packung Cheddar
Chili Pulver
Pfeffer

Cheddar-Scheiben (vom Stück) auf mit Backpapier
ausgelegtes Backblech legen, mit Chili-Pulver und
Pfeffer würzen und im Ofen backen bis sie knusprig
sind

Rührei mit Pilzen

1 Portion

Zutaten:

3 Eier

200 g Pilze

1 TL Rapsöl

½ Zwiebel

etwas Schnittlauch

1.Die Zwiebel fein würfeln und die Würfel in einer Pfanne mit Butter kurz anschwitzen. Dann die Pilze gründlich putzen und in kleine Stücke teilen. Diese zu den Zwiebeln in die Pfanne geben und mit anbraten.

2. Die Eier öffnen und mit einem Rührbesen gut verrühren. Etwas Salz und Pfeffer zufügen und die Eimasse in die Pfanne geben. Das Rührei unter regelmäßigem Rühren vollständig Stocken lassen.

3. Den Schnittlauch kleinhacken und nach Belieben über das fertige Rührei geben.

Pikante Bacon-Muffins

Zutaten:

Für die Bacon- und Eier-Muffins:
1 ELBratfett
8 Baconscheiben
8 Eier
8 ELSauce hollandaise
frische Kräuter, wie z. B. Dill, **Thymian**, **Petersilie**, gehackt

Zubereitung:

1. Backofen vorheizten auf 200 ° Umluft.
2. Muffinformen oder Muffinblech ausfetten.
3. Die Bacon Scheiben in die Muffinmulden legen.
4. Dann die Muffinformen in den Ofen geben und ca. 5 Minuten kross backen.
5. Sodann die Formen herausnehmen.
6. Nun je ein Ei vorsichtig in je eine Muffinform aufschlagen.
7. Die Bleche nun für weitere ca. 15 Minuten in den Ofen geben.
8. Anschließend die Formen herausnehmen und abkühlen lassen.

9. Zum Servieren mit der Soße beträufeln und mit den – gehackten – Kräutern servieren.

Reis mal anders

Reis und Nudeln werden wohl am ehesten in einer ketogenen Ernährung vermisst – genau wie Schokolade und Backwaren. Beim Reis gibt es aber eine gute Alternative aus Blumenkohl. Hier kommt das Grundrezept. Dazu passt jede Art von Gemüse, eine leichte Tomatensauce oder auch geriebener Käse.

Zutaten:

– 1 Kopf Blumenkohl

Zubereitung:

1. Den Blumenkohl gut waschen und das Grün vom Strunk entfernen. Dann den Blumenkohl per Hand oder in einer Küchenmaschine in feine, reisähnliche Stücke hacken.
2. Wasser in einem Kopf zum Kochen bringen und den Blumenkohl-Reis 2 Minuten lang kochen lassen.

Alternativ wird der rohe Blumenkohl unter eine Gemüsepfanne gerührt und kurz mit erhitzt.

Blumenkohl-Creme

Zubereitungszeit: 25 Minuten

Zutaten für 2 Portionen

250 g Blumenkohl
300 ml Gemüsebrühe
50 ml Sahne
Meersalz, Pfeffer, Muskat
1 TL Weidebutter
60 g Speck
35 g Parmesan

Zubereitung

1. Den Blumenkohl grob zerkleinern und in einem Topf mit etwas Wasser gar dünsten.
2. Dann die Brühe und Sahne dazugeben und mit dem Stabmixer fein pürieren. Mit Salz, Pfeffer und Muskat abschmecken.
3. In einer Pfanne die Butter erhitzen. Den Speck klein würfeln und in der Pfanne knusprig anbraten.
4. Den Parmesan fein reiben.
5. Die Suppe in Teller füllen und mit Speck und Parmesan bestreuen.

Keto Frikadellen mit Tomatensauce und Kohl (4 Portionen)

Frikadellen
700 g Hackfleisch
1 Ei
90 g zerbröselter Feta-Käse
1 TL Salz
¼ TL gemahlener schwarzer Pfeffer
50 g frische Petersilie, fein gehackt
1 EL Olivenöl, zum Braten
30 g Butter zum Braten
Soße
175 ml Schlagsahne
30 g frische Petersilie, grob gehackt
2 EL Tomatenmark oder Ajvar
Prise Salz und Pfeffer
Gebratener Grünkohl
700 g geschredderter Grünkohl
120 g Butter
Prise Salz und Pfeffer

Zubereitung

• Fügen Sie alle Zutaten für die Frikadellen in eine große Schüssel. Mischen Sie es mit einem Holzlöffel oder mit Ihren Händen. Mit nassen Händen acht l Frikadellen formen.

- Butter und Olivenöl in eine große Pfanne geben. Bei mittlerer Hitze für mindestens 10 Minuten oder bis die Frikadellen eine schöne Farbe geworden anbraten. Dabei nicht das wenden vergessen.
- Fügen Sie Tomatenmark und Schlagsahne in die Pfanne, wenn die Pasteten fast fertig sind. Umrühren und einige Minuten köcheln lassen. Mit Salz und Pfeffer abschmecken.
- Die gehackte Petersilie vor dem Servieren darüber streuen.

Zubereitung des gebratenen Grünkohls

- Den Kohl klein schneiden und in eine Pfanne mit Butter geben. Für 15 Minuten bei mittlere Hitze sautieren. Rühren Sie regelmäßig und senken Sie die Hitze ein wenig gegen Ende. Fügen Sie Salz und Pfeffer hinzu zum Abschmecken.

Übersicht pro Portion
Netto Kohlenhydrate: 4% (10 g)
Faser: 5 g
Fett: 77% (78 g)
Protein: 19% (43 g)
kcal: 928

Keto Heidelbeer-Smoothie Rezept

Dies ist das perfekte "to Go", leicht, kohlenhydratarme Frühstück . In Kombination mit Kokosmilch, Zitronensaft und Vanille, frische, würzige Blaubeeren.

Das Rezept ist für 2 Portionen.

Zutaten:

400g Kokosmilch

125 ml gefrorene Blaubeeren oder frische Blaubeeren

1 EL Zitronensaft

½ Teelöffel Vanilleextrakt

Zubereitung:

Alle Zutaten in einen Handmixer geben und glatt mischen. Die Verwendung von Dosenkokosmilch macht einen cremigeren, befriedigenderen Smoothie.

Für den Geschmack, etwas mehr Zitronensaft hinzu geben.

Für einen fülligeren Smoothie 1 Esslöffel Kokosöl oder ein anderes gesundes Öl hinzufügen. Du kannst auch die Kokosmilch für 240 ml griechischen Joghurt ersetzen, wenn Du einen Smoothie auf Milchbasis bevorzugst. Wenn ja, füge etwas Wasser für eine flüssigere Konsistenz hinzu.

Keto Breakfast Burrito

Nährwerte:

Kohlenhydrate: 1 g
Fett: 30 g
Protein: 11 g

kcal:

Vorbereitungszeit:

5 Minuten

Kochzeit:
10 Minuten

Zutaten:

(1 Person)

1 EL Butter
2 Eier (Mittel)
2 EL volles Fett
Auswahl an Kräutern oder Gewürzen
Salz / Pfeffer nach Geschmack

Zubereitung:

1.) Verquirlen Sie die Eier, Sahne ausgewählte Kräuter und Gewürze in einer kleinen Schüssel.
2.) Lassen Sie die Butter in der Pfanne schmelzen und geben Sie die Burrito-Ei-Mischung dazu.
3.) Schwenken Sie die Bratpfanne, bis die Burrito-Mischung gleichmäßig verteilt und dünn ist.
4.) Legen Sie den Deckel über den Burrito und lassen Sie ihn 2 Minuten kochen.
5.) Heben Sie den Burrito vorsichtig mit einem Sauberen Spatel aus der Pfanne auf eine Platte.
6.) Befüllen Sie nach Belieben.

Ketogenes Proteinbrot (Vegetarisch)

145 kcal|1g Kohlenhydrate|12g Eiweiß|17g Fett (pro Scheibe)

Zutaten für 15 Scheiben:

45ml Sahne
30g Butter
250g Frischkäse
4 Eier
45ml Olivenöl
90g Molke Proteinpulver oder veganes Proteinpulver
3 TL Flohsamenschalen oder Chiasamen
5 Tropfen Stevia
1 TL Backsoda
1/2 TL Salz

Zubereitung:

Als Erstes, den Backofen auf 180 Grad vorheizen und eine Kastenform einfetten.

Sahne, Frischkäse, Olivenöl, Butter, Eier, Proteinpulver, Flohsamenschalen, Stevia, Backsoda und Salz in eine Schüssel geben und gut verkneten.

Den Teig in die eingefettete Kastenform füllen und für 50 Minuten backen. Anschließend 10 Minuten abkühlen lassen. Nun kann das Brot aus der Form genommen werden.

Zanderfilet auf Zucchini-Mango-Gemüse

2 Portionen

Vorbereitung 20 Minuten

Zubereitung 25 Minuten

150 g Zanderfilet (oder anderes festes Weißfischfilet)

2 TL Zitronensaft

Meersalz

1 mittelgroße Zucchini (ca. 250 g)

2 EL Olivenöl

1 TL gehackter Ingwer

2 EL Sojasoße

0,5 Mango

schwarzer Pfeffer aus der Mühle

2,5 Stiele Thai-Basilikum

1. Fisch abspülen, abtupfen, mit Zitronensaft beträufeln und salzen. Zucchini waschen, Enden abschneiden. Gemüse in halbe Scheiben schneiden. Olivenöl in einem weiten Topf erhitzen, Ingwer und Zucchini darin anbraten. Unter Rühren weiterbraten, bis die Zucchini leicht gebräunt ist.

2. Mit Sojasoße und so viel Wasser ablöschen, dass der Boden des Topfs mit Flüssigkeit bedeckt ist. Fisch auf das Gemüse legen. Deckel schließen und den Fisch 5 Minuten im Dampf garen lassen.

3. Mango in Streifen schneiden. Thai-Basilikum waschen, Blättchen ab-zupfen. Mango und Basilikum auf den Fisch geben. Pfeffer darüber mahlen und weitere 2 Minuten bei geschlossenem Deckel garen.

Ohne Mehl ketogene Crab Cake

Zutaten:

- 1 Pfund Jumbo Klumpen Krabbenfleisch
- 2 fein gehackte Frühlingszwiebeln
- 1 großes Ei (Bio bevorzugt)
- 1/4 Tasse glatte Petersilie
- 1/4 Tasse frischer Koriander
- 1 TL Old Bay Würze
- 1 TL Worcestershire-sauce
- 1 TL frischer Zitronensaft
- 1/2 TL Puderzucker Senf
- 1/2 Tasse hausgemachte mayonnaise
- Eine Prise Salz und Pfeffer
- 2 EL Olivenöl

<u>Schritte:</u>

1. Platz nahm Krabbenfleisch in eine Schüssel geben. Dann Petersilie. Koriander, Zwiebel, Zitronensaft, Senf, Old Bay und Worcestershire-Sauce. Falten Sie die Mischung ohne das Krabbenfleisch zuviel.

2. ein großes Ei schlagen und die Mayonnaise hinzufügen. Verquirlen Sie gut. Gießen Sie sanft in die Krabbe-Mischung. Decken Sie den Container mit Küche wickeln und über Nacht im Kühlschrank lassen.

3. entsorgen Sie die überschüssige Flüssigkeit. Form der Mischung in 6 Kuchen von ca. 3-3,5-Zoll-Durchmesser. Abdecken und im Kühlschrank wieder

4. einmal fertig gekocht werden, Heizen Sie den Backofen, 200F.

5. Fügen Sie Öl in eine große Pfanne und Ort bei mittlerer Hitze. Braten Sie der Krabbe Kuchen über 3-4minutes jeder Seite bis Sie leicht braun. Setzen Sie es in den Ofen für weitere 10 Minuten oder bis vollständig gekocht.

(6) Warm servieren

Hähnchenbrust-Salat

Für   4   Personen

Zutaten: 2 Tassen Wasser 750gr Hähnchenbrust, 60 Gramm Salz, 4 Tassen Wasser, Salat Dressing, 6 Esslöffel Olivenöl, 2 Esslöffel Balsamico-Essig, 2 Esslöffel Honig, 2 Esslöffel Dijon-Senf, Prise Salz, 6 Knoblauchzehen fein gehackt, Trauben Tomaten halbiert,   Feldsalat

Zubereitung:

1. In einer kleinen Schüssel Salz und Wasser gut vermischen.

2. Hähnchenbrust in die Salzlake legen und ca. 45 Minuten im Kühlschrank einziehen lassen.

3. Geben Sie eine Tasse Wasser in den Instant Pot. Stellen Sie Ihren Dampfgarer ein und, legen Sie das Hühnchen hinein und verschließen Sie den Deckel.

4. 5 Minuten bei hohem Druck kochen. Schalten Sie den Schnellkochtopf aus und lassen Sie den Druck natürlich entweichen für ca. 8 Minuten.

5. Öffnen Sie vorsichtig den Deckel und legen Sie das Hühnchen auf eine Platte. Überprüfen Sie mit einem Thermometer die Innentemperatur, es sollte etwa 70 Grad anzeigen. Wenn das nicht der Fall ist, legen Sie das Hühnchen nochmals für 2-5 Minuten in den Kochtopf, aber garen Sie es nicht erneut.

6. Sobald die Innentemperatur von 70 Grad erreicht hat, nehmen Sie es wieder raus. Lassen Sie das Hähnchen für ca. 5-10 Minuten abkühlen.

7. Für die Salatsauce geben Sie in eine kleine Schüssel, Knoblauch, Balsamico-Essig, Honig und Dijon-Senf und mischen   es.

8. 3 EL Olivenöl unterrühren. Mischen, bis alles gut eingearbeitet   ist

9. Schneiden Sie das Fleisch an dieser Stelle in mundgerechte Stücke und legen Sie es auf die Trauben Tomaten und Feldgemüse. Tröpfeln Sie den Honig-

Senf-Vinaigrette oben drauf.
10. Servieren Sie die Mahlzeit entweder kalt oder warm.

Nährwertangaben pro Portion: Kalorien 206,3, Fett 11,4 g, Kohlenhydrate 8,1 g, Protein 18,3 g

Auberginen – Pizzazunge „Salami Spezial"

Arbeitszeit: ca. 45 Min.
ca. 27 g Fett, ca. 12 g Eiweiß, ca. 5 g Kohlenhydrate

Zutaten (1 Person)
1 Aubergine (die lange dünne Sorte)
40 ml Olivenöl
20 g zuckerfreies Ketchup
40 g Cherrytomaten
50 g italienische Stück – Salami
¼ TL Oregano
50 g 50% - Fett – Käse (Sorte nach Wahl)
Salz
Pfeffer

Zubereitung

Heizen Sie schon mal den Ofen auf 180°C (Umluft) vor.
Waschen Sie dann die Aubergine und die Tomaten.
Erstere halbieren Sie längs, jedoch nicht ganz. Etwa
einen cm, bevor sie komplett entzweit wäre, stoppen
Sie und klappen sie dann auf, sodass Sie eine größere
Fläche Aubergine haben.
Geben Sie sie dann auf ein Backblech, das mit
Backpapier ausgelegt ist, und streichen Sie sie mit 25
ml Oliven ein. Verwenden Sie bitte auch die
kompletten 25 ml.
Das Blech schieben Sie in den Ofen und lassen die
Aubergine dort etwa 25 Minuten lang backen.
Währenddessen machen Sie sich einfach an den Belag.
Dafür nehmen Sie einen kleinen Topf her und erhitzen
darin das restliche Olivenöl. Die Salami schneiden Sie
schnell in Würfel und geben diese hinein. Nach etwa 2
Minuten kommen dann Tomaten, Ketchup und Oregon
dazu. Gut vermengen und mit Salz sowie Pfeffer
abschmecken.
Nach etwa 4 weiteren Minuten können Sie den Topf
von der heißen Stelle ziehen. Sobald Sie die fertige
Aubergine aus dem Ofen geholt haben, verteilen Sie
den Inhalt des Topfes darauf.
Am Ende raspeln Sie noch den Käse darüber.
Guten Appetit!

CPSIA information can be obtained
at www.ICGtesting.com
Printed in the USA
BVHW081530070521
606759BV00010B/1776

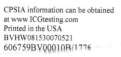